妇科圣手

傅青主

奇方妙治

李春深◎主编

天津出版传媒集团

天津科学技术出版社

图书在版编目（CIP）数据

妇科圣手傅青主奇方妙治 / 李春深主编 . —— 天津：天津科学技术出版社 , 2024.5

ISBN 978-7-5742-1770-6

Ⅰ . ①妇… Ⅱ . ①李… Ⅲ . ①《傅青主女科》–验方 Ⅳ . ①R289.349

中国国家版本馆 CIP 数据核字 (2024) 第 023585 号

妇科圣手傅青主奇方妙治
FUKE SHENGSHOU FUQINGZHU QIFANGMIAOZHI
责任编辑：张建锋

出　版：天津出版传媒集团
　　　　天津科学技术出版社
地　址：天津市西康路 35 号
邮　编：300051
电　话：（022）23332400
网　址：www. tjkjcbs. com. cn
发　行：新华书店经销
印　刷：天津泰宇印务有限公司

开本 710×1000　1/16　印张 20　字数 400 000
2024 年 5 月第 1 版第 1 次印刷
定价：78.00 元

内容简介

本书详细论述了带下、血崩、调经、种子、妊娠、小产、难产等病症，每种病症又分为若干类型，每一类型先有理论，重视证候鉴别，后列方药。妇科临床常用名方完带汤、清经散等即出自此书。傅氏先将世人对病症的一般理解进行叙述，而后用自己的观点进行辨析，论述简要，并每多独立见解，如提出"带下俱是湿证"、认为肝郁多因虚、解郁慎用辛燥而重在"养阴血，健脾气"等。傅氏擅用生化汤治疗产后诸疾。

另外，本书所列药方力求还原医家奇方之原貌，这就造成奇方之名重复出现的情况。其药物组成不同，功效也就不同。读者在查阅时须依据具体健康状况，辨证看待。又，中医讲究"辨证施治"，因个体差异不同，奇方未必适合所有人，建议配合医院的诊断并遵医嘱使用。重大疾病请及时就医。

张 序

　　青主先生于明季时，以诸生伏阙上书，讼袁临侯冤事，寻得白，当时义声动天下。《马文甫义士传》比之裴瑜、魏邵。国变后，隐居崛(山围)山中，四方仰望丰采。己未鸿词之荐，先生坚卧不赴。有司敦促就道，先生卒守介节，圣祖仁皇帝鉴其诚，降旨：傅山文学素著，念其年迈，从优加衔，以示恩荣。遂授内阁中书，听其回籍。盖其高尚之志，已久为圣一辈子所心重矣。而世之称者，乃盛传其字学与医术，不已细哉！字为六艺之一，先生固尝究心。若医者，先生所以晦迹而逃名者也。而名即随之，抑可奇矣。且夫医亦何可易言。自后汉张仲景创立方书以来，几千年来，专门名家，罕有穷其奥者。先生以余事及之，遽通乎神。余读《兼济堂文集》并《觚賸》诸书，记先生轶事。其诊疾也微而臧，其用方也奇而法，有非东垣、丹溪诸人所能及者。昔人称张仲景有神思而乏高韵，故以方术名。先生即擅高韵，又饶精思，贤者不可测如是耶。向闻先生有手著女科并产后书二册，未之见也，近得钞本于友人处。乙酉适世兄王奎章来省试，具道李子缉中贤。至丙戌冬，果寄资命剞劂。甚德事也。故乐为序而行之，并述先生生平大节，及圣朝广大之典，不禁为之掩卷而三叹也。

道光丁亥夏五月丹崖张凤翔题

祁 序

执成方而治病，古今之大患也。昔人云：用古方治今病，如拆旧屋盖新房，不经大匠之手，经营如何得宜。诚哉是言！昔张仲景先生作《伤寒论》，立一百一十三方，言后世必有执其方以误人者甚矣，成方之不可执也。然则今之女科一书，何为而刻乎？此书为傅青主征君手著，其居心与仲景同，立方与仲景异。何言之？仲景伤寒论杂症也，有五运六气之殊，有中表传里之异。或太阳、太阴不一其禀，或内伤、外感不一其原，或阳极似阴、阴极似阳不一其状，非精心辨证，因病制方，断不能易危就安，应手即愈。此书则不然，其方专为女科而设，其证则为妇女所同。带下血崩，调经种子，以及胎前产后，人虽有虚实、寒热之分，而方则极平易、精详之至，故用之当时而效，传之后世而无不效。非若伤寒杂病，必待临症详审，化裁通变，始无贻误也。尝慨后世方书汗牛充栋，然或偏攻偏补，专于一家，主热主寒，坚执谬论，炫一己之才华，失古人之精奥。仲景而后，求其贯彻《灵》《素》，能收十全之效者，不数数觏。读征君此书，谈证不落古人窠臼，制方不失古人准绳。用药纯和，无一峻品；辨证详明，一目了然。病重者，十剂奏功；病浅者，数服立愈。较仲景之《伤寒论》，方虽不同，而济世之功则一也。此书晋省钞本甚伙，然多秘而不传，间有减去药味，错乱分量者，彼此参证，多不相符。兹不揣冒昧，详校而重刊之。窃愿家置一编，遇症翻检，照方煎服，必能立起沉疴，并登寿域。或亦济人利世之一端也夫。

道光十一年新正上元同里后学祁尔诚谨序

C目录
Contents

目
录

调　经

目
录

种　子

女科下卷

妊　娠

小　产

难　产

目录

正 产

产　后

目录

产后编上卷

产后总论

产后诸症治法

目录

目录

目录

补 编

傅青主征君女科书后

男科上卷

伤 寒 门

寒热真假辨门

妇科圣手傅青主 奇方妙治

火症门

湿症门

郁 结 门

虚 劳 门

目录

痰嗽门

喘症门

目录

吐血及血门

呕 吐 门

目录

臌症门

水症门

男科下卷

脾胃病门

目录

上病下治、下病上治门

厥 症 门

癫 狂 门

目录

大小便门

痛 疼 门

目录

目录

麻木门

浊淋门

肾病门

杂　方

目录

女科杂方

小儿科

目录

目录

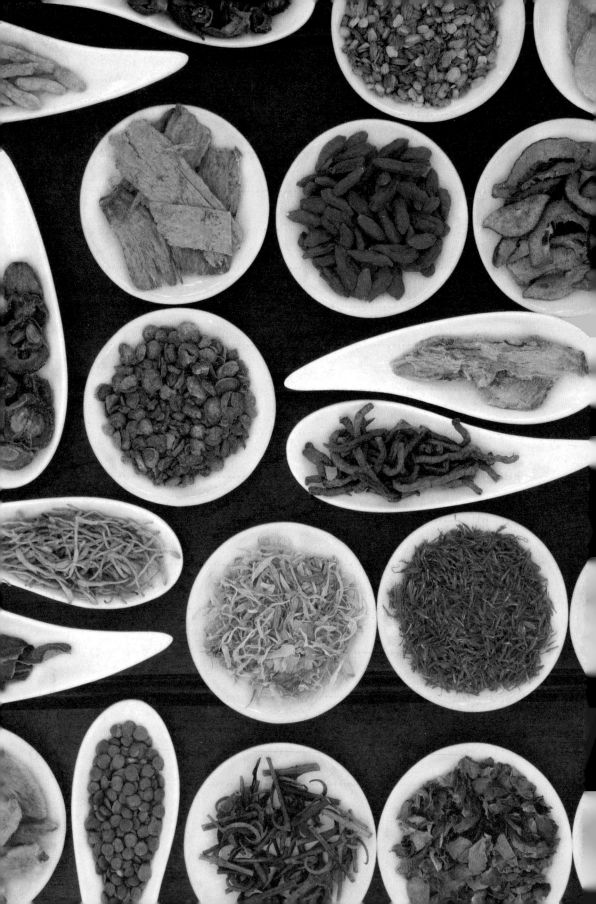

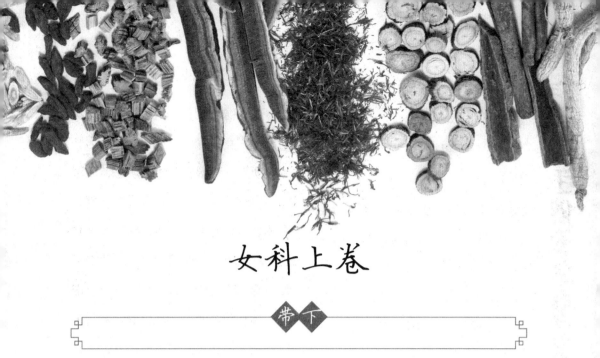

女科上卷

带下

白带下

夫带下俱是湿症[1]。而以"带"名者，因带脉不能约束而有此病，故以名之。盖带脉通于任、督，任、督病而带脉始病。带脉者，所以约束胞胎之系也。带脉无力，则难以提系，必然胎胞不固，故曰带弱则胎易坠，带伤则胎不牢。然而带脉之伤，非独跌闪挫气已也，或行房而放纵，或饮酒而癫狂，虽无疼痛之苦，而有暗耗之害，则气不能化经水，而反变为带病矣。故病带者，惟尼僧、寡妇、出嫁之女多有之，而在室女则少也。况加以脾气之虚，肝气之郁，湿气之侵，热气之逼，安得不成带下之病哉！故妇人有终年累月下流白物，如涕如唾，不能禁止，甚则臭秽者，所谓白带也。夫白带乃湿盛而火衰，肝郁而气弱，则脾土受伤，湿土之气下陷，是以脾精不守，不能化荣血以为经水，反变成白滑之物，由阴门直下，欲自禁而不可得也。治法宜大补脾胃之气，稍佐以舒肝之品，使风木不闭塞于地中，则地气自升腾于天上，脾气健而湿气消，自无白带之患矣。方用完带汤。

---

①本书本着尊重傅氏医典原貌的原则，"症"与"证"二字不作严格区分，区别于现代用法，亦症亦证。

女科上卷

完带汤

【药物组成】 白术 一两, 土炒
山药 一两, 炒　　人参 二钱　　白芍 五钱,
酒炒　　车前子 三钱, 酒炒　　苍术 三钱,
制　　甘草 一钱　　陈皮 五分　　黑芥穗 五分
柴胡 六分

【用法用量】 水煎服。二剂
轻, 四剂止, 六剂则白带全愈。

【方解】 此方脾、胃、肝三经
同治之法, 寓补于散之中, 寄消于升
之内, 开提肝木之气, 则肝血不燥,
何至下克脾土; 补益脾土之元, 则脾
气不湿, 何难分消水气。至于补脾而
兼以补胃者, 由里以及表也。脾非胃
气之强, 则脾之弱不能旺, 是补胃正
所以补脾耳。

青带下

妇人有带下而色青者, 甚则绿
如绿豆汁, 稠黏不断, 其气腥臭, 所
谓青带也。夫青带乃肝经之湿热。肝
属木, 木色属青, 带下流如绿豆汁,
明明是肝木之病矣。但肝木最喜水

润, 湿亦水之积, 似湿非肝木之所
恶, 何以竟成青带之症? 不知水为肝
木之所喜, 而湿实肝木之所恶, 以湿
为土之气故也。以所恶者合之所喜必
有违者矣。肝之性既违, 则肝之气必
逆。气欲上升, 而湿欲下降, 两相牵
掣, 以停住于中焦之间, 而走于带
脉, 遂从阴器而出。其色青绿者, 正
以其乘肝木之气化也。逆轻者, 热必
轻而色青; 逆重者, 热必重而色绿。
似乎治青易而治绿难, 然而均无所难
也。解肝木之火, 利膀胱之水, 则青
绿之带病均去矣。方用加减逍遥散。

加减逍遥散

【药物组成】 茯苓 五钱　　白芍
酒炒, 五钱　　甘草 生用, 五钱　　柴胡 一钱
茵陈 三钱　　陈皮 一钱　　栀子 三钱, 炒

【用法用量】 水煎服。二剂而
色淡, 四剂而青绿之带绝, 不必过
剂矣。

【方解】 夫逍遥散之立法也,
乃解肝郁之药耳, 何以治青带若斯其
神与? 盖湿热留于肝经, 因肝气之郁
也, 郁则必逆, 逍遥散最能解肝之郁

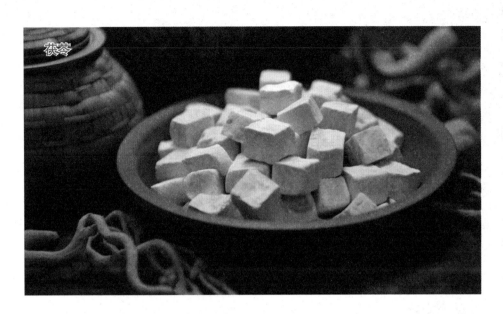

茯苓

与逆。郁逆之气既解，则湿热难留，而又益之以茵陈之利湿，栀子之清热，肝气得清，而青绿之带又何自来！此方之所以奇而效捷也。倘仅以利湿清热治青带，而置肝气于不问，安有止带之日哉！

【附注】脾土喜燥而恶湿，土病湿则木必乘之，木又为湿土之气所侮，故肝亦病，逍遥散减去当归妙极。

黄 带 下

妇人有带下而色黄者，宛如黄茶浓汁，其气腥秽，所谓黄带是也。

夫黄带乃任脉之湿热也。任脉本不能容水，湿气安得再入而化为黄带乎？不知带脉横生，通于任脉，任脉直上走于唇齿，唇齿之间，原有不断之泉下贯于任脉以化精，使任脉无热气之绕，则口中之津液尽化为精，以入于肾矣。惟有热邪存于下焦之间，则津液不能化精，而反化湿也。夫湿者，土之气，实水之侵；热者，火之气，实木之生。水色本黑，火色本红，今湿与热合，欲化红而不能，欲返黑而不得，煎熬成汁，因变为黄色矣。此乃不从水火之化，而从湿化也。所以世之人有以黄带为脾之湿热，

女科上卷

单去治脾而不得痊者，是不知真水、真火合成丹邪、元邪，绕于任脉、胞胎之间，而化此黔色也，单治脾何能痊乎！法宜补任脉之虚，而清肾火之炎，则庶几矣。方用**易黄汤**。

（"丹邪、元邪"四字未晰拟，易以真水真火为湿热之气所侵，绕于任脉云云，较无语病，然原书究不可轻改，姑仍之。）

🌱易黄汤

【药物组成】山药 一两, 炒　茨实 一两、炒　黄柏 二钱, 盐水炒　车前子 一钱, 酒炒　白果 十枚, 碎

【用法用量】水煎。连服四剂，无不痊愈。

【方解】此不特治黄带方也，凡有带病者，均可治之，而治带之黄者，功更奇也。盖山药、茨实专补任脉之虚，又能利水，加白果引入任脉之中，更为便捷，所以奏功之速也。至于用黄柏清肾中之火也，肾与任脉相通以相济，解肾中之火，即解任脉之热矣。

【附注】凡带症多系脾湿。初病无热但补脾土兼理冲任之气其病自愈，若湿久生热必得清肾火而湿始有去路。方用黄柏、车前子妙！山药、茨实尤能清热生津。

黑带下

妇人有带下而色黑者，甚则如黑豆汁，其气亦腥，所谓黑带也。夫黑带者，乃火热之极也，或疑火色本红，何以成黑？谓为下寒之极或有之。殊不知火极似水，乃假象也。其症必腹中疼痛，小便时如刀刺，阴门必发肿，面色必发红，日久必黄瘦，饮食必兼人，口中必热渴，饮以凉水，少觉宽快，此胃火太旺，与命门、膀胱、三焦之火合而熬煎，所以熬干而变为炭色，断是火热之极之变，而非少有寒气也。此等之症，不至发狂者，全赖肾水与肺金无病，其生生不息之气，润心济胃以救之耳，所以但成黑带之症，是火结于下而不炎于上也。治法惟以泄火为主，火热退而湿自除矣。方用**利火汤**。

🌿 利火汤

【药物组成】 大黄 三钱　白术 五钱, 土炒　茯苓 三钱　车前子 三钱, 酒炒　王不留行 三钱　黄连 三钱　栀子 三钱, 炒　知母 二钱　石膏 五钱, 锻　刘寄奴 三钱

【用法用量】 水煎服。一剂小便疼止而通利, 二剂黑带变为白, 三剂白亦少减, 再三剂全愈矣。

【方解】 或谓此方过于迅利, 殊不知, 火盛之时, 用不得依违之法, 譬如救火之焚, 而少为迁缓, 则火势延燃, 不尽不止。今用黄连、石膏、栀子、知母一派寒凉之品, 入于大黄之中, 则迅速扫除。而又得王不留行与刘寄奴之利湿甚急, 则湿与热俱无停住之机。佐白术以辅土、茯苓以渗湿、车前以利水, 则火退水进, 便成既济之卦矣。

【附注】 病愈后当节饮食, 戒辛热之物, 调养脾土。若恃有此方, 病发即服, 必伤元气矣, 慎之!

赤带下

妇人有带下而色红者, 似血非血, 淋沥不断, 所谓赤带也。夫赤带亦湿病, 湿是土之气, 宜见黄白之色, 今不见黄白而见赤者, 火热故也。火色赤, 故带下亦赤耳。惟是带脉系于腰脐之间, 近乎至阴之地, 不宜有火。而今见火症, 岂其路通于命门, 而命门之火出而烧之耶? 不知带脉通于肾, 而肾气通于肝。妇人忧思伤脾, 又加郁怒伤肝, 于是肝经之郁火内炽, 下克脾土, 脾土不能运化, 致湿热之气蕴于带脉之间; 而肝不藏血, 亦渗于带脉之内, 皆由脾气受伤, 运化无力, 湿热之气, 随气下陷, 同血俱下, 所以似血非血之形象, 现于其色也。其实血与湿不能两分, 世人以赤带属之心火, 误矣。治法须清肝火而扶脾气, 则庶几可愈。方用清肝止淋汤。

🌿 清肝止淋汤

【药物组成】 白芍 一两, 醋炒　当归 一两, 酒洗　生地 五钱, 酒炒　阿胶 三钱, 白面炒　粉丹皮 三钱　黄柏 二钱

女科上卷

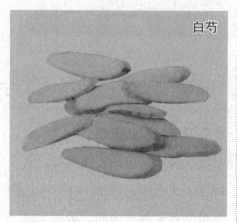
白芍

牛膝 二钱　香附 一钱，酒炒　红枣 十个
小黑豆 一两

【用法用量】　水煎服。一剂少
止，二剂又少止，四剂全愈，十剂不
再发。

【方解】　此方但主补肝之血，
全不利脾之湿者以赤带之为病，火重
而湿轻也。夫火之所以旺者，由于血
之衰，补血即足以制火。且水与血合
而成赤带之症，竟不能辨其是湿非
湿，则湿亦尽化而为血矣，所以治血

则湿亦除，又何必利湿之多事哉！此
方之妙，妙在纯于治血，少加清火之
味，故奏功独奇。倘一利其湿，反引
火下行，转难遽效矣。或问曰："先
生前言助其脾土之气，今但补其肝木
之血何也？"不知用芍药以平肝，则
肝气得舒，肝气舒自不克土，脾不受
克，则脾土自旺，是平肝正所以扶脾
耳，又何必加人参、白术之品，以致
累事哉！

【附注】　不用参、术、芩极
妙，此症若误认为血漏，巩其久则成
崩，用参、术、芩等药治之多不见
效，赤带反甚。若年逾四九，癸水将
止，或频频见血，此崩症也，宜分别
治之。五带症，古方极多，然有应有
不应者，总属未得病原。此书揭露病
原，故用无不效。

血崩

血崩昏暗

　　妇人有一时血崩，两目黑暗，昏晕在地，不省人事者人莫不谓火盛动血也。然此火非实火，乃虚火耳。世人一见血崩，往往用止涩之品，虽亦能取效于一时，但不用补阴之药，则虚火易于冲击，恐随止随发，以致经年累月不能全愈者有之。是止崩之药，不可独用，必须于补阴之中行止崩之法。方用**固本止崩汤**。

固本止崩汤

　　【药物组成】　大熟地 一两，九蒸　白术 一两，土炒焦　黄芪 三钱，生用　当

大熟地

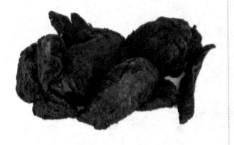

归 五钱，酒洗　黑姜 二钱　人参 三钱

　　【用法用量】　水煎服。一剂崩止，十剂不再发。倘畏药味之重而减半，则力薄而不能止。

　　【方解】　方妙在全不去止血而惟补血，又不止补血而更补气，非惟补气而更补火。盖血崩而至于黑暗昏晕，则血已尽去，仅存一线之气，以为护持，若不急补其气以生血，而先补其血而遗气，则有形之血，恐不能遽生，而无形之气，必且至尽散，此所以不先补血而先补气也。然单补气则血又不易生，单补血而不补火则血又必凝滞，而不能随气而速生。况黑姜引血归经，是补中又有收敛之妙，所以同补气补血之药并用之耳。

　　【附注】　若血崩数日，血下数斗，六脉俱无，鼻中微微有息，不可遽服此方，恐气将脱不能受峻补也。有力者用辽人参（去芦）三钱煎成，冲贯众炭末一钱服之，待气息微旺，然后服此方，仍加贯众炭末一钱，无

女科上卷

007

不见效；无力者用无灰黄酒冲贯众炭末三钱服之，待其气接神清始可服此方。人参以党参代之，临服亦加贯众炭末一钱冲入。

年老血崩

妇人有年老血崩者，其症亦与前血崩昏暗者同，人以为老妇之虚耳，谁知是不慎房帏之故乎！方用加减当归补血汤。

加减当归补血汤

【药物组成】 当归 一两, 酒洗 黄芪 一两, 生用 三七根末 三钱 桑叶 十四片

【用法用量】 水煎服。二剂而血少止，四剂不再发。

【方解】 然必须断欲始除根，若再犯色欲未有不重病者也。夫补血汤乃气血两补之神剂，三七根乃止血之圣药，加入桑叶者，所以滋肾之阴，又有收敛之妙耳。但老妇阴精既亏，用此方以止其临时之漏，实有奇功，而不可责其永远之绩者，以补精之味尚少也。

服此四剂后，再增入：

白术 五钱　熟地 一两　山药 四钱 麦冬 三钱　北五味 一钱

服百剂，则崩漏之根可尽除矣。

【附注】 亦有孀妇年老血崩

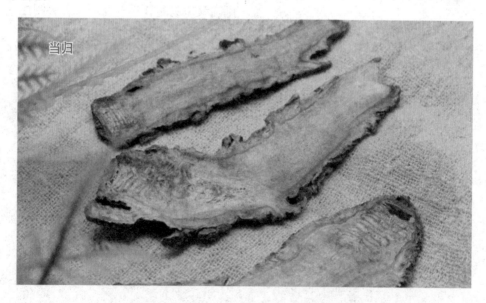
当归

者，必系气冲血室，原方加杭芍炭三钱，贯众炭三钱，极效。

少妇血崩

有少妇甫娠三月，即便血崩，而胎亦随堕，人以为挫闪受伤而致，谁知是行房不慎之过哉！治法自当以补气为主，而少佐以补血之品，斯为得之。方用**固气汤**。

固气汤

【药物组成】 人参 一两　白术 五钱，土炒　大熟地 五钱，九蒸　当归 三钱，酒洗　白茯苓 二钱　甘草 一钱　杜仲 三钱，炒黑　山萸肉 二钱，蒸　远志 一钱，去心　五味子 十粒，炒

【用法用量】 水煎服，一剂而血止，连服十剂全愈。

【方解】 此方固气而兼补血。已去之血，可以速生，将脱之血，可以尽摄。凡气虚而崩漏者，此方最可通治，非仅治小产之崩。其最妙者，不去止血，而止血之味，含于补气之中也。

【附注】 妊娠宜避房事，不避者纵幸不至崩往往堕胎，即不堕胎生子亦难养，慎之！戒之！

交感出血

妇人有一交合则流血不止，虽不至于血崩之甚，而终年累月不得愈，未免血气两伤，久则恐有血枯经闭之忧。

此等之病，成于经水正来之时交合，精冲血管也。夫精冲血管，不过一时之伤，精出宜愈，何以久而流红？不知血管最娇嫩，断不可以精伤。凡妇人受孕，必于血管已净之时，方保无虞。倘经水正旺，彼欲涌出而精射之，则欲出之血反退而缩入，既不能受精而成胎，势必至集精而化血。交感之际，淫气触动其旧日之精，则两相感召，旧精欲出，而血亦随之而出。治法须通其胞胎之气，引旧日之集精外出，而益之以补气补精之药，则血管之伤，可以补完矣。方用**引精止血汤**。

女科上卷

🌱 引精止血汤

【药物组成】 人参 五钱   白术 一两, 土炒   茯苓 三钱, 去皮   熟地 一两, 九蒸   山萸肉 五钱, 蒸   黑姜 一钱   黄柏 五分   芥穗 三钱   车前子 三钱, 酒炒

【用法用量】 水煎。连服四剂愈, 十剂不再发。

【方解】 此方用参术以补气, 用地黄以补精, 精气既旺, 则血管流通; 加入茯苓、车前以利水与窍, 水利则血管亦利; 又加黄柏为引, 直入血管之中, 而引夙精出于血管之外; 芥穗引败血出于血管之内; 黑姜以止血管之口。一方之中, 实有调停曲屈之妙, 故能祛旧病而除陈。然必须慎房帏三月, 破者始不至重伤, 而补者始不至重损, 否则不过取目前之效耳。其慎之哉! 宜寡欲。

【附注】 欲种子者, 必将落红后, 即三十时辰, 两日半也。经来之时, 数足三十时辰, 便可入房。一日男, 二日女, 三日男, 四日女, 五日男, 六日女, 过七日即不能受孕矣。

郁结血崩

妇人有怀抱甚郁, 口干舌渴, 呕吐吞酸, 而血下崩者, 人皆以火治之, 时而效, 时而不效, 其故何也? 是不识为肝气之郁结也。夫肝主藏血, 气结而血亦结, 何以反至崩漏? 盖肝之性急, 气结则其急更甚, 更急则血不能藏, 故崩不免也。治法宜以开郁为主, 若徒开其郁, 而不知平肝, 则肝气大开, 肝火更炽, 而血亦不能止矣。方用**平肝开郁止血汤**。

🌱 平肝开郁止血汤

【药物组成】 白芍 一两, 醋炒   白术 一两, 土炒   当归 一两, 酒洗   丹皮 三钱   三七根 三钱, 研末   生地 三钱, 酒炒   甘草 二钱   黑芥穗 二钱   柴胡 一钱

【用法用量】 水煎服。一剂呕吐止, 二剂干渴除, 四剂血崩愈。

【方解】 方中妙在白芍之平肝, 柴胡之开郁, 白术利腰脐, 则血无积住之虞。荆芥通经络, 则血有归还之乐。丹皮又清骨髓之热。生地复清脏腑之炎。当归、三七于补血之

中，以行止血之法，自然郁结散而血崩止矣。

【附注】 此方入贯众炭三钱更妙。

闪跌血崩

妇人有升高坠落，或闪挫受伤，以致恶血下流，有如血崩之状者，若以崩治，非徒无益而又害之也。盖此症之状，必手按之而疼痛，久之则面色萎黄，形容枯槁，乃是瘀血作祟，并非血崩可比。倘不知解瘀

而用补涩，则瘀血内攻，疼无止时，反致新血不得生，旧血无由化，死不能悟，岂不可伤哉！治法须行血以去瘀，活血以止疼，则血自止而愈矣。方用**逐瘀止血汤**。

逐瘀止血汤

【药物组成】 生地 一两，酒炒
大黄 三钱　赤芍 三钱　丹皮 一钱　当归尾 五钱　枳壳 五钱，炒　龟板 三钱，醋炙　桃仁 十粒，泡炒，研

【用法用量】 水煎服。一剂疼轻，二剂疼止，三剂血亦全止，不必再服矣。

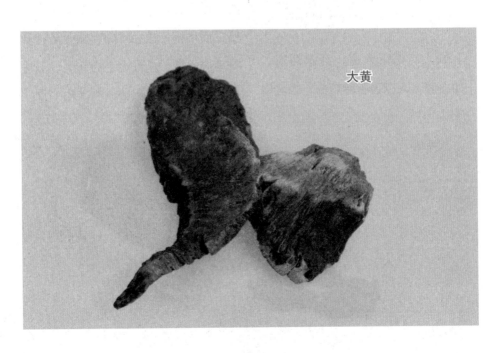

大黄

女科上卷

【方解】 此方之妙，妙于活血之中，佐以下滞之品，故逐瘀如扫，而止血如神。或疑跌闪升坠，是由外而伤内，虽不比内伤之重，而既已血崩，则内之所伤，亦不为轻，何以只治其瘀而罔顾气也？殊不知跌闪升坠，非由内伤以及外伤者可比。盖本实不拨，去其标病可耳，故曰急则治其标。

【附注】 凡跌打损伤致唾血、呕血皆宜如此治法。若血聚胃中，宜加川厚朴一钱半，姜汁炒。

血海太热血崩

妇人有每行人道，经水即来，一如血崩，人以为胞胎有伤，触之以动其血也，谁知是子宫血海因太热而不固乎！夫子宫即在胞胎之下，而血海又在胞胎之上。血海者，冲脉也。冲脉太寒而血即亏，冲脉太热而血即沸，血崩之为病，正冲脉之太热也。然既由冲脉之热，则应常崩而无有止时，何以行人道而始来，果脾与肝木无恙耶？夫脾健则能摄血，肝平则能藏血。人未入房之时，君相二火，寂然不动，虽冲脉独热，而血亦不至外驰。及有人道之感，则子宫大开，吾相火动，以热招热，同气相求，翕然齐动，以鼓其精房，血海泛滥，有不能止遏之势，肝欲藏之而不能，脾欲摄之而不得，故经水随交感而至，若有声应之捷，是惟火之为病也。治法必须滋阴降火，以清血海而和子宫，

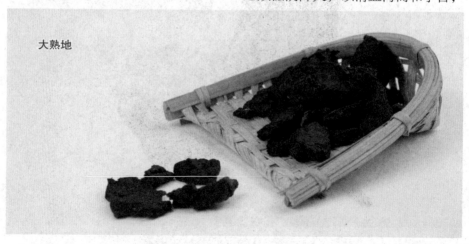

大熟地

则终身之病，可半载而除矣。然必绝欲三月而后可。方用**清海丸**。

清海丸

【药物组成】 大熟地 一斤，九蒸　山萸肉 十两，蒸　山药 十两，炒　丹皮 十两　北五味 二两，炒　麦冬肉 十两　白术 一斤，土炒　白芍 一斤，酒炒　龙骨 二两　地骨皮 十两　干桑叶 一斤　元参 一斤　沙参 十两　石斛 十两

【用法用量】 上十四味，各为细末，合一处，炼蜜丸桐子大，早晚每服五钱，白滚水送下，半载全愈。

【方解】 此方补阴而无浮动之虑，缩血而无寒凉之苦，日计不足，月计有余，潜移默夺，子宫清凉，而血海自固。倘不揣其本而齐其末，徒以发灰、白矾、黄连炭、五倍子等药末，以外治其幽隐之处，则恐愈涩而愈流，终必至于败亡也。可不慎与！

【附注】 凡血崩症，最宜绝欲避房，无奈少年人彼此贪欲，故服药往往不效。若三月后崩止病愈，而房事仍无节制，病必复作，久则成劳。慎之！

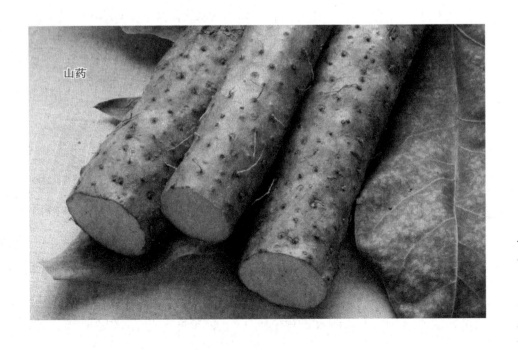

山药

女科上卷

妇科圣手傅青主

奇方妙治

经水先期

妇人有先期经来者，其经甚多，人以为血热之极也，谁知是肾中水火太旺乎！夫火太旺则血热，水太旺则血多，此有余之病，非不足之症也，似宜不药有喜。但过于有余，则子宫太热，亦难受孕，更恐有铄干男精之虑，过者损之，谓非既济之道乎！然而火不可任其有余，而水断不可使之不足。治之法但少清其热，不必泄其水也。方用清经散。

清经散

【药物组成】丹皮 三钱　地骨皮 四钱　白芍 三钱，酒炒　大熟地 三钱，九蒸　青蒿 二钱　白茯苓 一钱　黄柏 五分，盐水浸炒

【用法用量】水煎服。二剂而火自平。

【方解】此方虽是清火之品，然仍是滋水之味，火泄而水不与俱泄，损而益也。

又有先期经来只一二点者，人以为血热之极也，谁知肾中火旺而阴水亏乎！夫同是先期之来，何以分虚实之异？盖妇人之经最难调，苟不分别细微，用药鲜克有效。先期者火气之冲，多寡者水气之验，故先期而来多者，火热而水有余也；先期而来少者，火热而水不足也。倘一见先期之来，俱以为有余之热，但泄火而不补水，或水火两泄之，有不更增其病者乎！治之法不必泄火，只专补水，水既足而火自消矣，亦既济之道也。方用两地汤。

两地汤

【药物组成】大生地 一两，酒炒　元参 一两　白芍药 五钱，酒炒　麦冬肉 五钱　地骨皮 三钱　阿胶 三钱

【用法用量】水煎服。四剂而经调矣。

【方解】此方之用地骨、生

地，能清骨中之热。骨中之热，由于肾经之热，清其骨髓，则肾气自清，而又不损伤胃气，此治之巧也。况所用诸药，又纯是补水之味，水盛而火自平理也。此条与上条参观，断无误治先期之病矣。

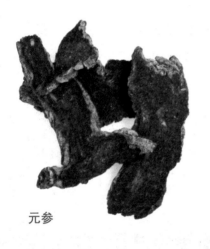

元参

【附注】妇科调经尤难，盖经调则无病，不调则百病丛生。治法宜详察其病源，细审其所以不调之故，然后用药，始能见效。此书虽有先期、后期、先后无定期之分，然须与种子、带下门参看，临症时自有进境。

妇人有经水后期而来多者，人以为血虚之病也，谁知非血虚乎！盖后期之多少，实有不同，不可执一而论。盖后期而来少，血寒而不足；后期而来多，血寒而有余。夫经本于肾，而其流五脏六腑之血皆归之，故经来而诸经之血尽来附益，以经水行而门启不遑迅阖，诸经之血乘其隙而皆出也，但血既出矣，则成不足。治法宜于补中温散之，不得曰后期者俱不足也。方用温经摄血汤。

温经摄血汤

【药物组成】 大熟地 一两，九蒸　白芍 一两，酒炒　川芎 五钱，酒洗　白术 五钱，土炒　柴胡 五分　五味子 三分　续断 一钱　肉桂 五分，去粗，研

【用法用量】 水煎服。三剂而经调矣。

【方解】 此方大补肝、肾、脾之精与血，加肉桂以祛其寒，柴胡以解其郁，是补中有散，而散不耗气；补中有泄，而泄不损阴，所以补之有

女科上卷

益，而温之收功，此调经之妙药也，而摄血之仙丹也。凡经来后期者，俱可用。倘元气不足，加人参一二钱亦可。

经水先后无定期

妇人有经来断续，或前或后无定期，人以为气血之虚也，谁知是肝气之郁结乎！夫经水出诸肾，而肝为肾之子，肝郁则肾亦郁矣；肾郁而气必不宣，前后之或断或续，正肾之或通或闭耳；或曰肝气郁而肾气不应，未必至于如此。

殊不知子母关切，子病而母必有顾复之情，肝郁而肾不无缱绻之谊，肝气之或开或闭，即肾气之或去或留，相因而致，又何疑焉。治法宜舒肝之郁，即开肾之郁也，肝肾之郁既开。而经水自有一定之期矣。方用定经汤。

定经汤

【药物组成】 菟丝子 一两，酒炒 白芍 一两，酒炒 当归 一两，酒洗 大熟地 五钱，九蒸 山药 五钱，炒 白茯苓 三钱 芥穗 二钱，炒黑 柴胡 五分

【用法用量】 水煎服。二剂而经水净，四剂而经期定矣。

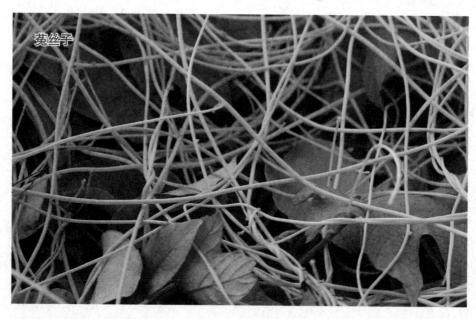
菟丝子

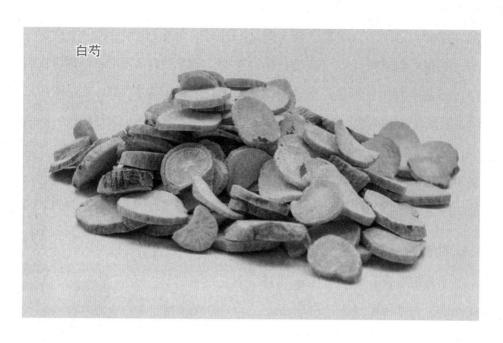

白芍

【方解】 此方舒肝肾之气，非通经之药也；补肝肾之精，非利水之品也，肝肾之气舒而精通，肝肾之精旺而水利，不治之治，正妙于治也。

【附注】 以上调经三条辨论明晰，立方微妙，但恐临时或有外感、内伤不能见效：有外感者宜加苏叶一钱，有内伤者宜加神曲二钱（炒），有因肉食积滞者再加东山楂肉二钱（炒），临症须酌用之。若肝气郁抑又当以逍遥散为主，有热加栀炭、丹皮，即加味逍遥散。

经水数月一行

妇人有数月一行经者，每以为常，亦无或先或后之异，亦无或多或少之殊，人莫不以为异，而不知非异也。盖无病之人，气血两不亏损耳。夫气血既不亏损，何以数月一行经也？妇人之中，有天生仙骨者，经水必一季一行，盖以季为数，而不以月为盈虚也。真气内藏，则坝中之真阳不损。倘加以炼形之法，一年内便可飞腾。无如世人不知，见经水不应月来，误以为病，妄用药饵，本无病而

女科上卷

妇科圣手傅青主

奇方妙治

治之成病。山闻异人之教，特为阐扬，使世人见此等行经，不必妄行治疗，万勿疑为气血不足，而轻一试也。虽然，天生仙骨之妇人，世固不少，而然嗜欲损天之人，亦复甚多，又不可不立一疗救之方以辅之，方名助仙丹。

助仙丹

【药物组成】 白茯苓 五钱　陈皮 五钱　白术 三钱，土炒　白芍 三钱，酒炒　山药 三钱，炒　菟丝子 二钱，酒炒　杜仲 一钱，炒黑　甘草 一钱

【用法用量】 河水煎服。四剂而仍如其旧，不可再服也。

【方解】 此方平补之中，实有妙理。健脾益肾而不滞，解郁清痰而不泄，不损天然之气血，便是调经之大法，何得用他药以冀通经哉！

【附注】 曾见妇人一年一行经，身健无恙，妊娠后反月月行经，或至五月至七月经止不等，言男皆成人，咸以为异，或亦仙骨之所致乎？抑造化令人不测也。

年老经水复行

妇人有年五十外，或六七十岁忽然行经者，或下紫血块，或如红血淋，人或谓老妇行经，是还少之象，

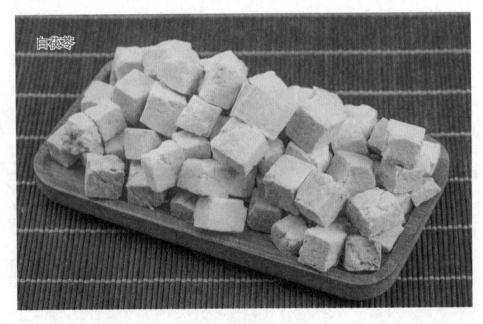

白茯苓

谁知是血崩之渐乎！夫妇人至七七之外，天癸已竭，又不服济阴补阳之药，如何能精满化经，一如少妇。然经不宜行而行者，乃肝不藏脾不统之故也，非精过泄而动命门之火，即气郁甚而发龙雷之炎，二火交发，而血乃奔矣，有似行经，而实非经也。此等之症，非大补肝脾之气与血，而血安能骤止。方用**安老汤**。

安老汤

【药物组成】人参 一两　黄芪 一两,生用　大熟地 一两,九蒸　白术 五钱,土炒　当归 五钱,酒洗　山萸 五钱,蒸　阿胶 一钱,蛤粉炒　黑芥穗 一钱　甘草 一钱　香附 五分,酒炒　木耳炭 一钱

【用法用量】水煎服。一剂减，二剂尤减，四剂全减，十剂愈。

【方解】此方补益肝脾之气，气足自能生血而摄血。尤妙大补肾水，水足而肝气自舒，肝舒而脾自得养，肝藏之而脾统之，又安有泄漏者，又何虑其血崩哉！

【附注】加贯众炭一钱，研细末，以药冲服尤妙。

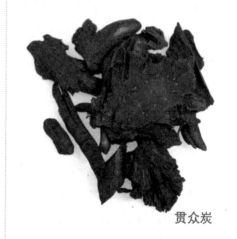

贯众炭

经水忽来忽断时疼时止

妇人有经水忽来忽断，时疼时止，寒热往来者，人以为血之凝也，谁知是肝气不舒乎！夫肝属木而藏血，最恶风寒。妇人当行经之际，腠理大开，适逢风之吹寒之袭，则肝气为之闭塞，而经水之道路亦随之而俱闭，由是腠理经络，各皆不宣，而寒热之作，由是而起。其气行于阳分则生热，其气行于阴分则生寒，然此犹感之轻者也。倘外感之风寒更甚，则内应之热气益深，往往有热入血室，而变为如狂之症。若但往来寒热，是风寒未甚而热未深耳。

治法宜补肝中之血，通其郁而

女科上卷

散其风，则病随手而效，所谓治风先治血，血和风自灭，此其一也。方用加味四物汤。

加味四物汤

【药物组成】 大熟地 一两，九蒸　白芍 五钱，酒炒　当归 五钱，酒洗　川芎 三钱，酒洗　白术 五钱，土炒　粉丹皮 三钱　元胡 一钱，酒炒　甘草 一钱　柴胡 一钱

【用法用量】 水煎服。

【方解】 此方用四物以滋脾胃之阴血；用柴胡、白芍、丹皮以宣肝经之风郁；用甘草、白术、元胡以利腰脐而和腹疼，入于表里之间，通乎经络之内，用之得宜，自奏功如响也。

【附注】 加荆芥穗（炒黑）一钱尤妙。

经水未来腹先疼痛

妇人有经前腹疼数日，而后经水行者，其经来多是紫黑块，人以为寒极而然也，谁知是热极而火不化

乎！夫肝属木，其中有火，舒则通畅，郁则不扬，经欲行而肝不应，则抑拂其气而疼生。然经满则不能内藏，而肝中之郁火焚烧，内逼经出，则其火亦因之而怒泄。其紫黑者，水火两战之象也；其成块者，火煎成形之状也。经失其为经者，正郁火内夺其权耳。治法似宜大泄肝中之火，然泄肝之火，而不解肝之郁，则热之标可去，而热之本未除也，其何能益！方用**宣郁通经汤**。

宣郁通经汤

【药物组成】 白芍 五钱，酒炒　当归 五钱，酒洗　丹皮 五钱　山栀子 三钱，炒　白芥子 二钱，炒研　柴胡 一钱　香附 一钱，酒炒　川郁金 一钱，醋炒　黄芩 一钱，酒炒　生甘草 一钱

白芥子

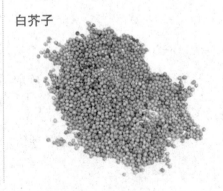

【用法用量】 水煎。连服四剂，下月断不先腹疼而后行经矣。

【方解】 此方补肝之血，而解肝之郁，利肝之气，而降肝之火，所以奏功之速。

行经后少腹疼痛

妇人有少腹疼于行经之后者，人以为气血之虚也，谁知是肾气之涸乎！夫经水者，乃天一之真水也，满则溢而虚则闭，亦其常耳，何以虚能作疼哉？盖肾水一虚则水不能生木，而肝木必克脾土，木土相争，则气必逆，故尔作疼。治法必须以舒肝气为主，而益之以补肾之味，则水足而肝气益安，肝气安而逆气自顺，又何疼痛之有哉！方用调肝汤。

调肝汤

【药物组成】 山药 五钱，炒 阿胶 三钱，白面炒 当归 三钱，酒洗 白芍 三钱，酒炒 山萸肉 三钱，蒸熟 巴戟 一钱，盐水浸 甘草 一钱

【用法用量】 水煎服。

【方解】 此方平调肝气，既能

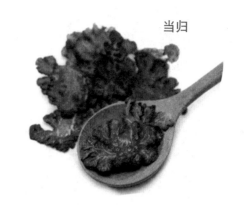

当归

转逆气，又善止郁疼。经后之症，以此方调理最佳。不特治经后腹疼之症也。

【附注】 经前经后腹痛二方极妙，不可加减。若有别症亦宜此方为主，另加药味治之。原方不可减去一味。

经前腹疼吐血

妇人有经未行之前一二日忽然腹疼而吐血，人以为火热之极也，谁知是肝气之逆乎！夫肝之性最急，宜顺而不宜逆，顺则气安，逆则气动；血随气为行止，气安则血安，气动则血动，亦勿怪其然也。或谓经逆在肾不在肝，何以随血妄行，竟至从口上出也，是肝不藏血之故乎？抑肾不纳

女科上卷

气而然乎？殊不知少阴之火急如奔马，得肝火直冲而上，其势最捷，反经而为血，亦至便也，正不必肝不藏血，始成吐血之症，但此等吐血与各经之吐血有不同者。盖各经之吐血，由内伤而成，经逆而吐血，乃内溢而激之使然也，其症有绝异，而其气逆则一也。治法似宜平肝以顺气，而不必益精以补肾矣。虽然，经逆而吐血，虽不大损夫血，而反复颠倒，未免太伤肾气，必须于补肾之中，用顺气之法始为得当。方用顺经汤。

顺经汤

【药物组成】 当归 五钱，酒洗 大熟地 五钱，九蒸 白芍 二钱，酒炒 丹皮 五钱 白茯苓 三钱 沙参 三钱 黑芥穗 三钱

【用法用量】 水煎服。一剂而吐血止，二剂而经顺，十剂不再发。

【方解】 此方于补肾调经之中，而用引血归经之品，是和血之法，实寓顺气之法也。肝不逆而肾气自顺，肾气既顺，又何经逆之有哉！

【附注】 妇人年壮吐血往往有

之，不可作劳症治。若认为劳症，必至肝气愈逆，非劳反成劳矣。方加茜草一钱，怀牛膝八分，尤妙。

经水将来脐下先疼痛

妇人有经水将来三五日前而脐下作疼，状如刀刺者；或寒热交作，所下如黑豆汁，人莫不以为血热之极，谁知是下焦寒湿相争之故乎！夫寒湿乃邪气也。妇人有冲任之脉，居于下焦；冲为血海，任主胞胎，为血室，均喜正气相通，最恶邪气相犯；经水由二经而外出，而寒湿满二经而内乱，两相争而作疼痛，邪愈盛而正气日衰。寒气生浊，而下如豆汁之黑者，见北方寒水之象也。治法利其湿而温其寒，使冲任无邪气之乱，脐下自无疼痛之疚矣。方用温脐化湿汤。

温脐化湿汤

【药物组成】 白术 一两，土炒 白茯苓 三钱 山药 五钱，炒 巴戟肉 五钱，盐水浸 扁豆 炒、捣，三钱 白果 十枚，捣碎 建莲子 三十枚，不去心

【用法用量】 水煎服。然必须经未来前十日服之。四剂而邪气去，经水调，兼可种子。

【方解】 此方君白术以利腰脐之气；用巴戟、白果以通任脉；扁豆、山药、莲子以卫冲脉，所以寒湿扫除而经水自调，可受妊矣。倘疑腹疼为热疾，妄用寒凉，则冲任虚冷，血海变为冰海，血室反成冰室，无论难于生育，而疼痛之止，又安有日哉！

【附注】 冲任之气宜通不宜降，故化湿不用苍术、薏仁。余宜类参。

经水过多

妇人有经水过多，行后复行，面色萎黄，身体倦怠，而困乏愈甚者，人以为血热有余之故，谁知是血虚而不归经乎！夫血旺始经多，血虚当经缩。今日血虚而反经多，是何言与？殊不知血归于经，虽旺而经亦不多；血不归经，虽衰而经亦不少，世之人见经水过多，谓是血之旺也，此治之所以多错耳。倘经多果是血旺，自是健壮之体，须当一行即止，精力如常，何至一行后而再行，而困乏无力耶！惟经多是血之虚，故再行而不胜其困乏，血损精散，骨中髓空，所以不能色华于面也。治法宜大补血而引之归经，又安有行后复行之病哉！方用**加减四物汤**。

加减四物汤

【药物组成】 大熟地 一两，九蒸
白芍 三钱，酒炒　当归 五钱，酒洗　川芎二钱，酒洗　白术 五钱，土炒　黑芥穗 三钱
山茱萸 三钱，蒸　续断 一钱　甘草 一钱

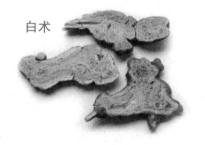

白术

【用法用量】 水煎服。

【方解】 四剂而血归经矣。十剂之后，加人参三钱，再服十剂，下月行经，适可而止矣。夫四物汤乃补

血之神品，加白术、荆芥，补中有利；加山茱萸、续断，止中有行；加甘草以调和诸品，使之各得其宜，所以血足而归经，归经而血自静矣。

【附注】 荆芥穗炭能引血归经。方妙极，不可轻易加减。

经前泄水

妇人有经未来之前，泄水三日，而后行经者，人以为血旺之故，谁知是脾气之虚乎！夫脾统血，脾虚则不能摄血矣；且脾属湿土，脾虚则土不实，土不实而湿更甚，所以经水将动，而脾先不固；脾经所统之血，欲流注于血海，而湿气乘之，所以先泄水而后行经也。调经之法，不在先治其水，而在先治其血；抑不在先治其血，而在先补其气。

盖气旺而血自能生，抑气旺而湿自能除，且气旺而经自能调矣。方用健固汤。

健固汤

【药物组成】 人参 五钱　白茯苓 三钱　白术 一两，土炒　巴戟 五钱，盐水浸　薏苡仁 三钱，炒

【用法用量】 水煎。连服十剂，经前不泄水矣。

【方解】 此方补脾气以固脾血，则血摄于气之中，脾气日盛，自能运化其湿，湿既化为乌有，自然经水调和，又何至经前泄水哉！

【附注】 与胖人不孕参看，自得立方之妙。

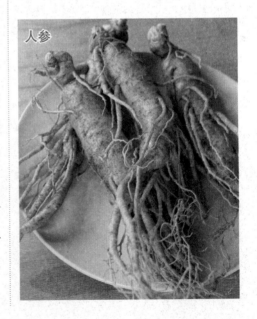

人参

经前大便下血

妇人有行经之前一日大便先出血者，人以为血崩之症，谁知是经流于大肠乎！夫大肠与行经之路，各有分别，何以能入乎其中？不知胞胎之系，上通心而下通肾，心肾不交，则胞胎之血，两无所归，而心肾二经之气，不来照摄，听其自便，所以血不走小肠而走大肠也。治法若单止大肠之血，则愈止而愈多；若击动三焦之气，则更拂乱而不可止。盖经水之妄行，原因心肾之不交；今不使水火之既济，而徒治其胞胎，则胞胎之气无所归，而血安有归经之日！故必大补其心与肾，使心肾之气交，而胞胎之气自不散，则大肠之血自不妄行，而经自顺矣。方用顺经两安汤。

顺经两安汤

【药物组成】 当归 五钱，酒洗 白芍 五钱，酒炒 大熟地 五钱，九蒸 山萸肉 二钱，蒸 人参 三钱 白术 五钱，土炒 麦冬 五钱，去心 黑芥穗 二钱 巴戟肉 一钱，盐水浸 升麻 四分

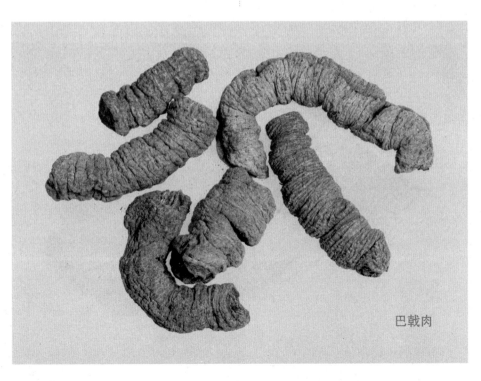

巴戟肉

【用法用量】 水煎服。二剂大肠血止，而经从前阴出矣，三剂经止，而兼可受妊矣。

【方解】 此方乃大补心肝肾三经之药，全不去顾胞胎，而胞胎有所归者，以心肾之气交也。盖心肾虚则其气两分；心肾足则其气两合，心与肾不离，而胞胎之气听命于二经之摄，又安有妄动之形哉！然则心肾不交，补心肾可也，又何兼补夫肝木耶？不知肝乃肾之子心之母也，补肝则肝气往来于心肾之间，自然上引心而下入于肾，下引肾而上入于心，不啻介绍之助也。此使心肾相交之一大法门，不特调经而然也，学人其深思诸。

【附注】 若大便下血过多，精神短少，人愈消瘦，必系肝气不舒，久郁伤脾，脾伤不能统血又当分别治之。方用补血汤。

补血汤

【药物组成】 嫩黄芪 二两，生、熟各半 归身 四钱，酒洗，炒黑 杭芍炭 二钱 焦白术 五钱，土炒 杜仲 炒断丝、荆芥炭、姜炭 各二钱 （引用）贯众炭 一钱

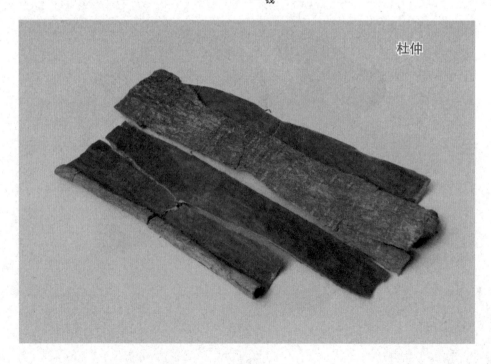

杜仲

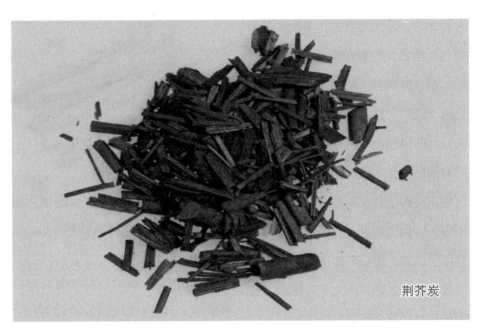

荆芥炭

【用法用量】 冲入服之，四剂必获愈，愈后减半再服二剂。经入大肠必当行经之际而大便下血也，初病血虽错行精神必照常，若脾不统血精神即不能照常矣，用者辨之。

年未老经水断

经云："女子七七而天癸绝。"有年未至七七而经水先断者，人以为血枯经闭也，谁知是心肝脾之气郁乎！使其血枯，安能久延于人世。医见其经水不行，妄谓之血枯耳，其实非血之枯，乃经之闭也。且经原非血也，乃天一之水，出自肾中，是至阴之精而有至阳之气，故其色赤红似血，而实非血，所以谓之天癸。世人以经为血，此千古之误，牢不可破，倘果是血，何不名之曰血水，而曰经水乎！经水之名者，原以水出于肾，乃癸干之化，故以名之。

无如世人沿袭而不深思其旨，皆以血视之。然则经水早断，似乎肾水衰涸。吾以为心肝脾气之郁者，盖以肾水之生，原不由于心肝脾，而肾水之化，实有关于心肝脾。使水位之下无土气以承之，则水滥灭火，肾气不能化；火位之下无水气以承之，则火炎铄金，肾气无所生；木位之下无金气以承之，则木妄破土，肾气无以成。倘心肝脾有一经之郁，则其气不能入于肾中，肾之气即郁而不宣矣。况心肝脾俱郁，即肾气真足而无亏，尚有茹而难吐之势。矧肾气本虚，又何能盈满而化经水外泄耶！经曰"亢则害"，此之谓也。此经之所以闭塞有似乎血枯，而实非血枯耳。治法必须散心肝脾之郁，而大补其肾水，仍大补其心肝脾之气，则精溢而经水自通矣。方用**益经汤**。

益经汤

【药物组成】 大熟地 一两，九蒸 白术 一两，土炒 山药 五钱，炒 当归 五钱，酒洗 白芍 三钱，酒炒 生枣仁 三钱，捣碎 丹皮 二钱 沙参 三钱 柴胡 一钱 杜仲 一钱，炒黑 人参 二钱

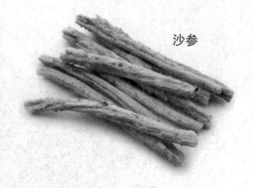

沙参

【用法用量】 水煎。连服八剂而经通矣，服三十剂而经不再闭，兼可受孕。

【方解】 此方心肝脾肾四经同治药也。妙在补以通之，散以开之；倘徒补则郁不开而生火，徒散则气益衰而耗精；设或用攻坚之剂，辛热之品，则非徒无益，而又害之矣。

【附注】 善医者，只用眼前纯和之品，而大病尽除；不善医者，立异矜奇，不惟无效，反致百病丛生。凡用药杂乱，假金石为上品者，戒之！戒之！

种子

身瘦不孕

妇人有瘦怯身躯，久不孕育，一交男子，即卧病终朝。人以为气虚之故，谁知是血虚之故乎！或谓血藏于肝、精涵于肾，交感乃泄肾之精，与血虚何与，殊不知肝气不开，则精不能泄，肾精既泄，则肝气亦不能舒。以肾为肝之母，母既泄精，不能分润以养其子，则木燥乏水而火且暗动以铄精，则肾愈虚矣。况瘦人多火而又泄其精，则水益少而火益炽，水虽制火，而肾精空乏，无力以济，便成火在水上之挂，所以倦怠而卧也。此等之妇，偏易动火，然此火因贪欲而出于肝木之中，又是虚燥之火，绝非真火也。且不交合则已，交合又偏易走泄，此阴虚火旺，不能受孕。

即偶尔受孕，必致逼干男子之精，随种而随消者有之。治法必须大补肾水而平肝木，水旺则血旺，血旺则火消，便成水在火上之卦。方用**养精种玉汤**。

养精种玉汤

【药物组成】 大熟地 一两，九蒸 当归 五钱，酒洗 白芍 五钱，酒炒 山萸肉 五钱，蒸熟

【用法用量】 水煎服。三月便可身健受孕，才可种子。

【方解】 此方之用，不特补血而纯于填精。精满则子宫易于摄精，血足则子宫易于容物，皆有子之道也。惟是贪欲者多，节欲者少，往往不验。服此者果能节欲三月，心精神清，自无不孕之理。

否则，不过身体健壮而已，勿咎方之不灵也。

【附注】 服药三月后不受孕，仍照原方加贯众二钱（炒断丝）、续断二钱、白术五钱（土炒）、焦云苓三钱，服数剂后必受孕矣。

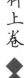

女科上卷

胸满不思食不孕

妇人有饮食少思，胸膈满闷，终日倦怠思睡，一经房事，呻吟不已。人以为脾胃之气虚也，谁知是肾气不足乎？夫肾宜升腾，不宜消降。升腾于上焦则脾胃易于分运，降陷于下焦则脾胃难于运化。人乏水谷之养，则精神自尔倦怠，脾胃之气，可升而不可降也，明甚。然则，脾胃之气，虽充于脾胃之中，实生于两肾之内。无肾中之水气，则胃之气不能腾；无肾中之火气，则脾之气不能化。惟有肾之水火二气，而脾胃之气始能升腾而不降也。然则补脾胃之气，可不急补肾中水火之气乎！治法必以补肾气为主，但补肾而不兼补脾胃之品，则肾之水火二气，不能提于至阳之上也。方用**并提汤**。

🌿 并提汤

【药物组成】 大熟地 一两，九蒸 巴戟 一两，盐水浸 白术 一两，土炒 人参 五钱 黄芪 五钱，生用 山萸肉 三钱，蒸 枸杞 二钱 柴胡 五分

【用法用量】 水煎服。三月而肾气大旺，再服一月，未有不能受孕者。

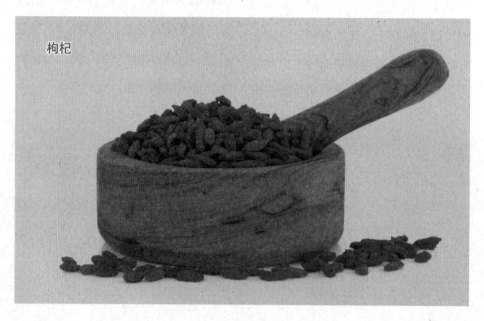
枸杞

【方解】 此方补气之药，多于补精，似乎以补脾胃为主矣。孰知脾胃健而生精自易，是补脾胃之气与血，正所以补肾之精与水也。又益以补精之味，则阴气自足，阳气易升，自尔升腾于上焦矣。阳气不下临，则无非大地阳春，随遇皆是化生之机，安有不受孕之理与？

【附注】 胸满不孕，人每以为脾胃虚寒，不能克食，用扶脾消导之药，胃气愈虚，何能受孕？妙在立方不峻补肾火，所以不用桂、附等药，但专补肾气，便脾胃之气不复下陷，则带脉气充，胞胎气暖，自然受孕无难矣。

下部冰冷不孕

妇人有下身冰冷，非火不煖。交感之际，阴中绝无温热之气。人以为天分之薄也，谁知是胞胎寒之极乎！夫寒冰之地，不生草木；重阴之渊，不长鱼龙。今胞胎既寒，何能受孕。虽男子鼓勇力战，其精甚热，直射于子宫之内，而寒冰之气相遇，亦不过茹之于暂，而不能不吐之于久也。夫犹是人也。此妇之胞胎，何以寒凉至此，岂非天分之薄乎？非也！盖胞胎居于心肾之间，上系于心，而下系于肾，胞胎之寒凉，乃心肾二火之衰微也。故治胞胎者，必须补心肾二火而后可。方用温胞饮。

温胞饮

【药物组成】 白术 一两，土炒 巴戟天 一两，盐水浸 人参 三钱 杜仲 三钱，炒黑 菟丝子 三钱，酒浸炒 山药 三钱，炒 芡实 三钱，炒 肉桂 二钱，去粗，研 附子 三分，制 补骨脂 二钱，盐水炒

【用法用量】 水煎服。一月而胞胎热。

【方解】 此方之妙，补心而即补肾，温肾而即温心。心肾之气旺，则心肾之火自生。心肾之火生，则胞胎之寒自散。原因胞胎之寒以至茹而即吐，而今胞胎自热矣，尚有施而不受者乎！若改汤为丸，朝夕吞服，尤能摄精，断不至有伯道无儿之叹也。

【附注】 今之种子者多喜服热

女科上卷

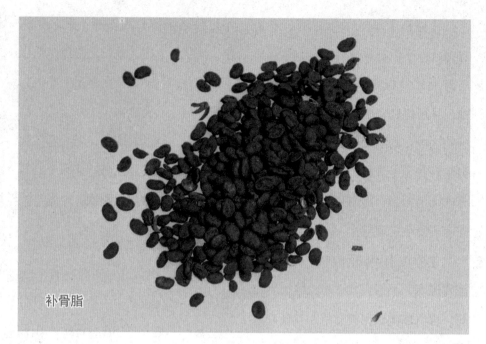

补骨脂

药，不知此方特为胞胎寒者设。若胞胎有热，则不宜服，审之。

胸满少食不孕

妇人有素性恬淡，饮食少则平和，多则难受，或作呕泄，胸膈胀满，久不受孕。人以为赋禀之薄也，谁知是脾胃虚寒乎！夫脾胃之虚寒，原因心肾之虚寒耳。盖胃土非心火不能生，脾土非肾火不能化。心肾之火衰，则脾胃失生化之权，即不能消水谷以化精微矣。既不能化水谷之精微，自无津液以灌溉于胞胎之中。欲胞胎有温暖之气，以养胚胎，必不可得。纵然受胎而带脉无力，亦必堕落。此脾胃虚寒之咎，故无玉麟之毓也。治法可不急温补其脾胃乎？然脾之母原在肾之命门，胃之母，原在心之包络。欲温补脾胃，必须补二经之火。盖母旺子必不弱，母热子必不寒，此子病治母之义也。方用温土毓麟汤。

温土毓麟汤

【药物组成】巴戟天 一两, 去心酒浸　覆盆子 一两, 酒浸蒸　白术 五钱, 土

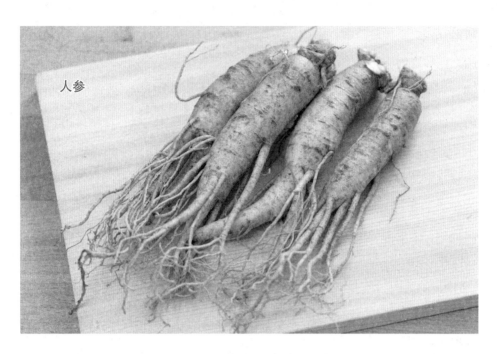

人参

炒 人参 三钱 怀山药 五钱,炒 神曲 一钱,炒

【用法用量】 水煎服,一月可以种子矣。

【方解】 此方之妙,温补脾胃而又兼补命门与心包络之火。药味不多而四经并治。命门心包之火旺,则脾与胃无寒冷之虞,子母相顾,一家和合,自然饮食多而善化,气血旺而能任,带脉有力,不虞落胎,安有不玉麟之有哉!

【附注】 少食不孕与胸满不思饮食有间,一补肾中之气,一补命门与心包络之火。药味不多,其君、臣、佐、使之妙,宜细参之。

少腹急迫不孕

妇人有少腹之间,自觉有紧迫之状,急而不舒,不能生育。此人人之所不识也,谁知是带脉之拘急乎!夫带脉系于腰脐之间,宜弛而不宜急。今带脉之急者,由于腰脐之气不利也。而腰脐之气不利者,由于脾胃之气不足也。

脾胃气虚,则腰脐之气闭;腰

女科上卷

脐之气闭，则带脉拘急，遂致牵动胞胎。精即直射于胞胎，胞胎亦暂能茹纳，而力难负载，必不能免小产之虞。况人多不能节欲，安得保其不坠乎？此带脉之急，所以不能生子也。治法宜宽其带脉之急，而带脉之急，不能遽宽也，宜利其腰脐之气。而腰脐之气，不能遽利也，必须大补其脾胃之气与血，而腰脐可利，带脉可宽，自不难于孕育矣。方用**宽带汤**。

🍃 宽带汤

【药物组成】 白术 一两，土炒 巴戟肉 五钱，酒浸 补骨脂 一钱，盐水炒 人参 三钱 麦冬 三钱，去心 杜仲 三钱，炒黑 大熟地 五钱，九蒸 肉苁蓉 三钱，洗净 白芍 三钱，酒炒 当归 一钱，酒洗 五味 三分，炒 建莲子 二十粒，不去心

【用法用量】 水煎服。四剂少腹无紧迫之状，服一月即受胎。

【方解】 此方之妙，脾胃两补，而又利其腰脐之气，自然带脉宽舒，可以载物而胜任矣。或疑方中用五味、白芍之酸收，不增带脉之急，而反得带脉之宽，殊不可解。岂知带脉之急，由于气血之虚。盖血虚，则缩而不伸；气虚，则挛而不达。用芍药之酸以平肝木，则肝不克脾。用五味之酸以生肾水，则肾能益带，似相碍而实相济也，何疑之有？

【附注】 凡种子治法，不出带脉、胞胎二经，数言已泄造化之秘矣。

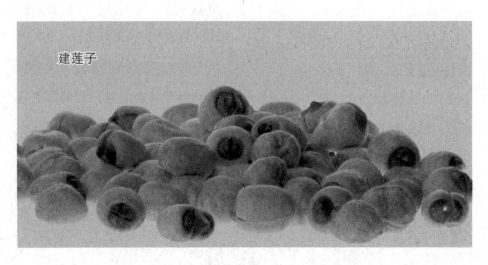

建莲子

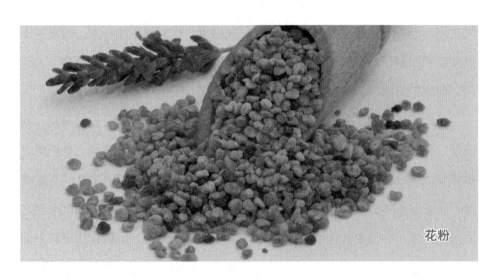

花粉

嫉妒不孕

妇人有怀抱素恶，不能生育者，人以为天心厌之也，谁知是肝气郁结乎？夫妇人之有子也，必然心脉流利而滑，脾脉舒徐而和，肾脉旺大而鼓指，始称喜脉。未有三部脉郁而能生子者也。若三部脉郁，肝气必因之而更郁。

肝气郁，则心肾之脉，必致郁之急而莫解。盖子母相依，郁必不喜，喜必不郁也。其郁而不能成胎者，以肝木不舒，必下克脾土而致塞，则腰脐之气必不利。腰脐之气不利，必不能通任脉而达带脉，则带脉之气亦塞矣。带脉之气既塞，则胞胎

之门必闭，精即到门，亦不得其门而入矣。其奈之何哉！治法必解四经之郁，以开胞胎之门，则庶几矣。方用**开郁种玉汤**。

🌿 开郁种玉汤

【药物组成】 白芍 一两，酒洗 香附 三钱，酒炒 当归 五钱，酒洗 白术 五钱，土炒 丹皮 三钱，酒洗 茯苓 三钱，去皮 花粉 三钱

【用法用量】 水煎服。

【方解】 一月则郁结之气开，郁开则无非喜气之盈腹，而嫉妒之心亦可以一易，自然两相合好，结胎于顷刻之间矣。

此方之妙，解肝气之郁，宣脾

女科上卷

气之困，而心肾之气亦因之俱舒，所以腰脐利而带任通达，不必启胞胎之门，而胞胎自启，不特治嫉妒者也。

【附注】方似平平无奇，然却能解妒种子，不可忽视。若怀娠而仍然嫉妒，必致血郁堕胎，即幸不堕胎，生子多不能成。方加**解妒饮**合煎之可保无虞。必须变其性情始效。

🌱 解妒饮

【药物组成】 黍、稷、谷 各九十粒　麦（生用）、小黑豆 各四十九粒　豆（炒熟）、高粱 五十五粒

肥胖不孕

妇人有身体肥胖，痰涎甚多，不能受孕者，人以为气虚之故，谁知是湿盛之故乎！夫湿从下受，乃言外邪之湿也。而肥胖之湿，实非外邪，乃脾土之内病也。然脾土既病，不能分化水谷以养四肢，宜其身体瘦弱，何以能肥胖乎？不知湿盛者，多肥胖；肥胖者，多气虚；气虚者，多痰涎，外似健壮而内实虚损也。内虚则气必衰，气衰则不能行水，而湿停于肠胃之间，不能化精而化涩矣。夫脾本湿土，又因痰多愈加其湿，脾不能受热，必津润于胞胎，日积月累，则胞胎竟变为汪洋之水窟矣。且肥胖之妇，内肉必满，遮隔子宫，不能受精，此必然之势也。况又加以水湿之盛，即男子甚健，阳精直达子宫，而其水势滔滔，泛滥可畏，亦遂化精成水矣，又何能成妊哉？治法必须以水化痰为主。然徒泄水化痰，而不急补脾胃之气，则阳气不旺，湿痰不去，人先病矣，乌望其茹而不吐乎？方用**加味补中益气汤**。

🌱 加味补中益气汤

【药物组成】 人参 三钱　黄芪 三钱，生用　柴胡 一钱　甘草 一钱　当归 三钱，酒洗　白术 一两，土炒　升麻 四分　陈皮 五分　茯苓 五钱　半夏 三钱，制

【用法用量】 水煎服。八剂痰涎尽消，再十剂水湿利，子宫涸出，易于受精而成孕矣。其在于昔，则如望洋观海，而至于今，则是马到成功也。快哉！

【方解】 此方之妙，妙在提脾气而升于上，作云作雨，则水湿反利于下行；助胃气而消于下，为津为液，则痰涎转易于上化。不必用消化之品以损其肥，而肥自无碍；不必用浚决之味以开其窍，而窍自能通。阳气充足，自能摄精，湿邪散除，自可受种，何肥胖不孕之足虑乎？

【附注】 再十剂后方加杜仲一钱半（炒断丝）、续断钱半（炒），必受孕矣。

妇人有骨蒸夜热，遍体火焦，口干舌燥，咳嗽吐沫，难于生子者。人以为阴虚火动也，谁知是骨髓内热乎！夫寒阴之地，固不生物，而干旱之田，岂能长养。然而骨髓与胞胎何相关切，而骨髓之热，即能使人不嗣，此前贤未言者也。山一旦创言之，不几为世俗所骇乎？而要知不必骇也，此中实有其理焉。盖胞胎，为五脏外之一脏耳。以其不阴不

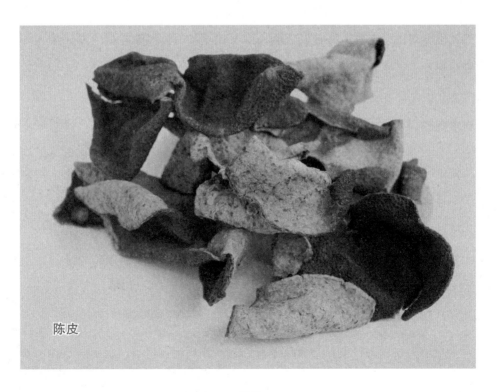

陈皮

阳，所以不列于五脏之中。所谓不阴不阳者，以胞胎上系于心包，下系于命门。系心包者通于心，心者，阳也；系命门者通于肾，肾者，阴也。是阴之中有阳，阳之中有阴，所以通于变化，或生男或生女，俱从此出。然必阴阳协和，不偏不枯，始能变化生人，否则否矣。况胞胎既通于肾，而骨髓亦肾之所化也。骨髓热，由于肾之热，肾热而胞胎亦不能不热。且胞胎非骨髓之养，则婴儿无以生骨。骨髓过热，则骨中空虚，惟存火烈之气，又何能成胎？治法必须清骨中之热，然骨热由于水亏，必补肾之阴，则骨热除，珠露有滴濡之喜矣。壮水之主，以制阳光，此之谓也。方用**清骨滋肾汤**。

🌿 清骨滋肾汤

【药物组成】 地骨皮 一两，酒洗　丹皮 五钱　沙参 五钱　麦冬 五钱，去心　元参 五钱，酒洗　五味子 五分，炒研　白术 三钱，土炒　石斛 二钱

【用法用量】 水煎，连服三十剂而骨热解。再服六十剂自受孕。

【方解】 此方之妙，补肾中之精，凉骨中之热，不清胞胎，而胞胎自无大热之患。然阴虚内热之人，原易受孕，今因骨髓过热，所以受精而变燥，以致难于育子，本非胞胎之不能受精，所以稍补其肾，以杀其火之有余，而益其水之不足，便易种子耳。

【附注】 治骨髓热，所以不用熟地，方极善，用者万勿加减。凡峻药，病去七分即止，不必拘泥三十剂、六十剂之数，三元生人不一，余类推。

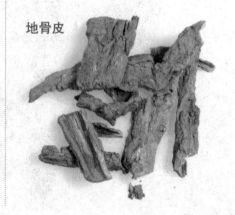

地骨皮

腰酸腹胀不孕

妇人有腰酸背楚，胸满腹胀，倦怠欲卧，百计求嗣不能如愿。人以为腰肾之虚也，谁知是任督之困乎！夫任脉行于前，督脉行于后，然皆从带脉之上下而行也。故任脉虚，则带脉坠于前；督脉虚，则带脉坠于后。虽胞胎受精，亦必小产。况任虚之脉既虚，而疝瘕之症必起。疝瘕碍胞胎而外障，则胞胎缩于疝瘕之内，往往精施而不能受，虽饵以玉燕，亦何益哉？治法必须先去其疝瘕之病，而补其任督之脉，则提挈天地，把握阴阳，呼吸精气，包裹成形，力足以胜任而无虞矣。外无所障，内有所容，安有不能生育之理。方用**升带汤**。

🌱升带汤

【药物组成】 白术 一两，土炒 人参 三钱 沙参 五钱 肉桂 一钱，去粗研 荸荠粉 三钱 鳖甲 三钱，炒 茯苓 三钱 半夏 一钱，制 神曲 一钱，炒

【用法用量】 水煎，连服三十剂，而任督之气旺。再服三十剂，而疝瘕之症除。

【方解】 此方利腰脐之气，正升补任督之气也。任督之气升而疝瘕自有难容之势，况方中有肉桂以散寒，荸荠以去积，鳖甲之攻坚，茯苓之利湿，有形自化于无形，而满腹皆升腾之气矣，何至受精而再坠乎哉?

【附注】 此方为有疝瘕而设，故用沙参、荸荠粉、鳖甲以破坚理气。若无疝瘕，去上三味，加杜仲一钱半（炒黑）、泽泻一钱半（炒）、甘枸杞二钱，三味服之，腰酸腹胀自除矣。鳖甲破气，不可误服，惟有疝瘕与肝郁者服之。

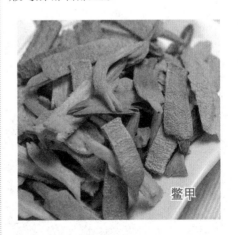

鳖甲

便涩腹胀足浮肿不孕

妇人有经水艰涩，腹胀脚肿不

女科上卷

能受孕者，人以为小肠之热也，谁知是膀胱之气不化乎！夫膀胱原与胞胎相近，膀胱病而胞胎亦病矣。然水湿之气，必走膀胱，而膀胱不能自化，必得肾气相通，而始能化水以出阴气。倘膀胱无肾气之通，则膀胱之气化不行，水湿之气，必且渗入胞胎之中而成汪洋之势矣。汪洋之田，又何能生物也哉？治法必须壮肾气以分消胞胎之湿，益肾火以达化膀胱之水，使先天之本壮，则膀胱之气化，胞胎之湿除，而汪洋之田，化成雨露之阶

矣。水化则膀胱利，火旺则胞胎暖，安有布种而不发生者哉？方用化水种子汤。

化水种子汤

【药物组成】 巴戟天 一两，盐水浸 白术 一两，土炒　茯苓 五钱　人参 三钱　菟丝子 五钱，酒炒　芡实 五钱，炒　车前子 二钱，酒炒　肉桂 一钱，去粗研

【用法用量】 水煎服。二剂而膀胱之气化，四剂而艰涩之症除。又十剂而虚胀脚肿之形消。再服六十剂

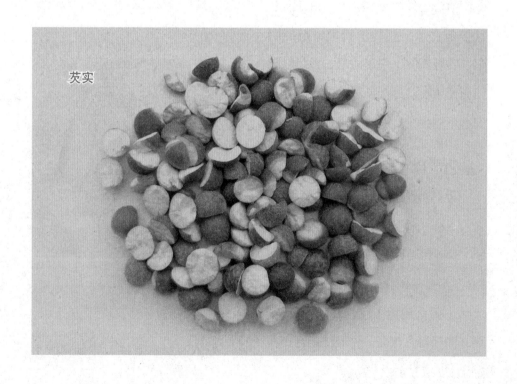

芡实

肾气大旺，胞胎温暖，易于受胎而生育矣。

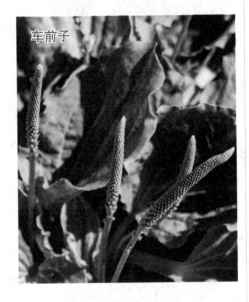

车前子

【方解】 此方利膀胱之水，全在补肾中之气；暖胞胎之气，全在壮肾中之火。至于补肾之药，多是濡润之品，不以湿而易助其湿乎？然方中之药，妙于补肾之火，而非补肾之水。尤妙于补火而无燥烈之虞，利水而非荡涤之猛。所以膀胱气化，胞胎不湿，而发荣长养无穷与。

【附注】 便涩腹胀足浮肿，此症极多，不惟不能受孕，抑且暂添杂症，久而不愈，甚有成劳瘵不治者。此方补水而不助湿，补火而使归元，善极，不可加减一味。若无好肉桂，以破故纸一钱（炒）代之，用核桃仁二个（连皮烧黑，去皮用仁）作引。若用好肉桂，即可不用核桃引。

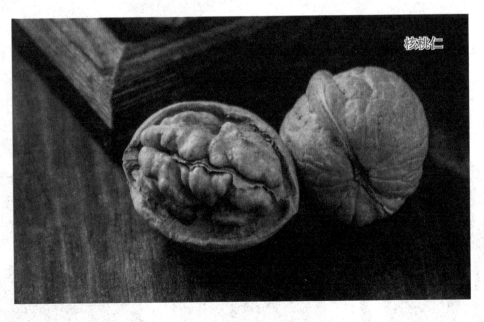

核桃仁

女科上卷

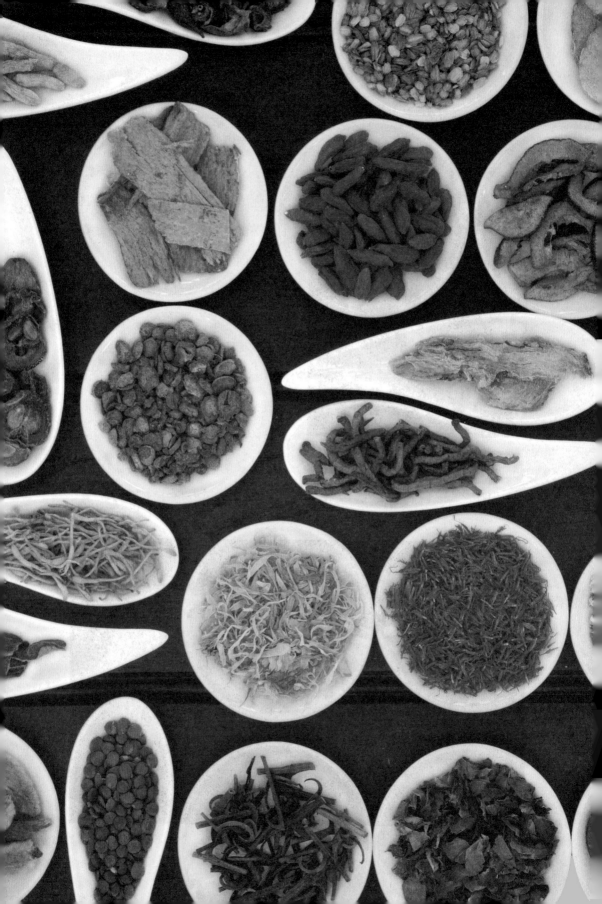

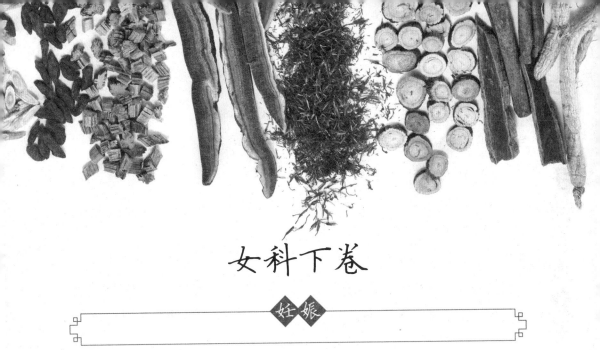

女科下卷

妊娠

妊娠恶阻

妇人怀娠之后，恶心呕吐，思酸解渴，见食憎恶，困倦欲卧，人皆曰妊娠恶阻也，谁知是肝血太燥乎！夫妇人受妊，本于肾气之旺也，肾旺是以摄精，然肾一受精而完娠，则肾水生胎，不暇化润于五脏；而肝为肾之子，日食母气以舒，一日无津液之养，则肝气迫索，而肾水不能应，则肝益急，肝急则火动而逆也；肝气既逆，是以呕吐恶心之症生焉。呕吐纵不至太甚，而其伤气则一也。气既受伤，则肝血愈耗，世人用四物汤治胎前诸症者，正以其能生肝之血也。然补肝以生血，未为不佳，但生血而不

知生气，则脾胃衰微，不胜频呕，犹恐气虚则血不易生也。故于平肝补血之中，加以健脾开胃之品，以生阳气，则气能生血，尤益胎气耳。或疑气逆而用补气之药，不益助其逆乎！不知妊娠恶阻，其逆不甚，且逆是因虚而逆，非因邪而逆也。因邪而逆者，助其气则逆增；因虚而逆者，补其气则逆转。

况补气于补血之中，则阴足以制阳，又何虑其增逆乎！

宜用顺肝益气汤。

顺肝益气汤

【药物组成】人参 一两　当归 一两，酒洗　苏子 一两，炒，研　白术 三钱，

女科下卷

土炒　茯苓 二钱　熟地 五钱，九蒸　白芍 三钱，酒炒　麦冬 三钱，去心　熟陈皮 三分　砂仁 一粒，炒，研　神曲 一钱，炒

【用法用量】水煎。服一剂轻，二剂平，三剂全愈。

【方解】此方平肝则肝逆除，补肾则肝燥息，补气则血易生。凡胎病而少带恶阻者，俱以此方投之无不安，最有益于胎妇，其功更胜于四物焉。

【附注】方极效，但苏子一两，疑是一钱之误。然国初上元生人，禀赋最壮，或非用一两不效。今当下元，用一钱可也，万不可用一两。

亦有肝郁气滞，胸膈膨闷，见食不恶，不能多食，虽系妊娠，而非恶阻。宜分别治之，后另有方。

疏肝化滞汤

【药物组成】全当归 酒洗，六钱　杭芍 酒炒，三钱　党参 去芦，三钱　白扁豆 去皮，四钱　云苓 二钱　香附 炒焦，二钱　砂仁 炒研，钱半　条芩 炒焦，八分　神曲 炒焦，钱半　广皮 八分　薄荷 六分

甘草 五分

【用法用量】水煎服。

妊娠浮肿

妊妇有至五个月，肢体倦怠，饮食无味，先两足肿，渐至遍身头面俱肿，人以为湿气使然也，谁知是脾肺气虚乎！夫妊娠虽有按月养胎之分，其实不可拘于月数，总以健脾补肺为大纲。盖脾统血，肺主气，胎非血不荫，非气不生，脾健则血旺而荫胎，肺清则气旺而生子。苟肺衰则气馁，气馁则不能运气于皮肤矣；脾虚则血少，血少则不能运血于肢体矣。气与血两虚，脾与肺失职，所以饮食难消，精微不化，势必至气血下陷，不能升举，而湿邪即乘其所虚之处，积而成浮肿症，非由脾肺之气血虚而然耶。治法当补其脾之血与肺之气，不必祛湿，而湿自无不去之理。方用加减补中益气汤。

加减补中益气汤

【药物组成】人参 五钱　黄芪

三钱，生用　柴胡 一钱　甘草 一分　当归 三钱，酒洗　白术 五钱，土炒　茯苓 一两　升麻 三分　陈皮 三分

【用法用量】 水煎服。四剂即愈，十剂不再犯。

【方解】 夫补中益气汤之立法也，原是升提脾肺之气，似乎益气而不补血，然而血非气不生，是补气即所以生血。观当归补血汤用黄芪为君，则效著彰明矣。况湿气乘脾肺之虚而相犯，未便大补其血，恐阴太盛而招阴也。只补气而助以利湿之品，则气升而水尤易散，血亦随之而生矣。然则何以重用茯苓而至一两，不几以利湿为君乎？嗟！嗟！湿症而不以此药为君，将以何者为君乎！况重用茯苓于补气之中，虽曰渗湿，而仍是健脾清肺之意。且凡利水之品，多是耗气之药，而茯苓与参术合，实补多于利，所以重用之以分湿邪，即以补气血耳。

【附注】 白术一味，今多以苍术充之，于白术伪者更多。白术补胎，苍术打胎，用者宜审。若恐其伪，以白扁豆、山药代之较妥。

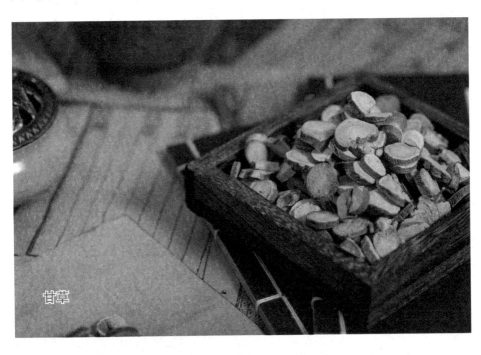

甘草

妊娠少腹疼

妊娠少腹作疼，胎动不安，如有下堕之状，人只知带脉无力也，谁知是脾肾之亏乎！夫胞胎虽系于带脉，而带脉实关于脾肾。脾肾亏损，则带脉无力，胞胎即无以胜任矣。况人之脾肾亏损者，非饮食之过伤，即色欲之太甚。

脾肾亏则带脉急，胞胎所以有下坠之状也。然则胞胎之系，通于心与肾，而不通于脾，补肾可也，何故补脾？然脾为后天，肾为先天，脾非先天之气不能化，肾非后天之气不能生，补肾而不补脾，则肾之精何以遽生也，是补后天之脾，正所以补先天之肾也；补先后二天之脾与肾，正所以固胞胎之气与血，脾肾可不均补乎！方用**安奠二天汤**。

🌱安奠二天汤

【药物组成】 人参 一两，去芦 熟地 一两，九蒸　 白术 一两，土炒　山药 五钱，炒　 炙甘草 一钱　 山茱萸 五钱，蒸，去核　 杜仲 三钱，炒黑　 枸杞 二钱

扁豆 五钱，炒，去皮

【用法用量】 水煎。服一剂而疼止，二剂而胎安矣。

【方解】 夫胎动乃脾肾双亏之症，非大用参、术、熟地补阴补阳之品，断不能挽回于顷刻。世人往往畏用参术或少用，以冀建功，所以寡效。此方正妙在多用也。

【附注】 人参一两，无力者以党参代之。无上党参者，以嫩黄代之，古之人参，即今之上党参也。得真台党即是，不必以黄代之，亦不必拘泥谓人参即是辽参、丽参则误矣。杏初识。

妊娠口干咽疼

妊妇至三四个月，自觉口干舌燥，咽喉微痛，无津以润，以至胎动不安，甚则血流如经水，人以为火动之极也，谁知是水亏之甚乎！夫胎也者，本精与血之相结而成，逐月养胎，古人每分经络，其实均不离肾水之养，故肾水足而胎安，肾水亏而胎动。虽然肾水亏又何能动胎，必肾经

之火动，而胎始不安耳。然而火之有余，仍是水之不足，所以火炎而胎必动，补水则胎自安，亦既济之义也。惟是肾水不能遽生，必须滋补肺金，金润则能生水，而水有逢源之乐矣。水既有本，则源泉混混矣，而火又何难制乎。再少加以清热之品，则胎自无不安矣。方用润燥安胎汤。

润燥安胎汤

【药物组成】 熟地 一两，九蒸 生地 三钱，酒炒 山茱萸 五钱，蒸 麦冬 五钱，去心 五味子 三钱，炒 阿胶 二钱，蛤粉炒 黄芩 二钱，酒炒 益母草 二钱

【用法用量】 水煎服。二剂而燥息，再二剂而胎安。连服十剂，而胎不再动矣。

【方解】 此方专填肾中之精，而兼补肺。然补肺仍是补肾之意，故肾经不干燥，则火不能灼，胎焉有不安之理乎！

【附注】 方极妙，用之立应。万不可因咽痛而加豆根、射干等药；亦不可因过润而加云苓。

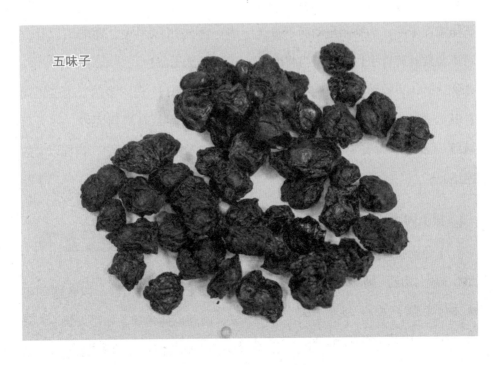

五味子

女科下卷

妊娠吐泻腹疼

妊妇上吐下泻，胎动欲堕，腹疼难忍，急不可缓，此脾胃虚极而然也。夫脾胃之气虚，则胞胎无力，必有崩坠之虞。况又上吐下泻，则脾与胃之气，因吐泻而愈虚，欲胞胎之无恙也得乎！然胞胎疼痛而究不至下坠者，何也？全赖肾气之固也。胞胎系于肾而连于心，肾气固则交于心，其气通于胞胎，此胞胎之所以欲坠而不得也。且肾气能固，则阴火必来生脾；心气能通，则心火必来援胃，脾胃虽虚而未绝，则胞胎虽动而不堕，可不急救其脾胃乎！然脾胃当将绝而未绝之时，只救脾胃而难遽生，更宜补其心肾之火，使之生土，则两相接续，胎自固而安矣。方用**援土固胎汤**。

援土固胎汤

【药物组成】人参 一两　白术 二两，土炒　山药 一两，炒　肉桂 二钱，去粗，研　制附子 五分　续断 三钱　杜仲 三钱，炒黑　山茱萸 一两，蒸，去核　枸杞

三钱　菟丝子 三钱，酒炒　砂仁 三粒，炒，研　炙甘草 一钱

【用法用量】水煎服。一剂而泄止，二剂而诸病尽愈矣。

【方解】此方救脾胃之土十之八，救心肾之火十之二也。救火轻于救土者，岂以土欲绝而火未甚衰乎？非也。盖土崩非重剂不能援，火衰虽小剂而可助，热药多用，必有太燥之虞，不比温甘之品也。况胎动系土衰而非火弱，何用太热。妊娠忌桂、附，是恐伤胎，岂可多用。小热之品，计之以钱，大热之品，计之以分者，不过用以引火，而非用以壮火也。其深思哉！

【附注】白术多伪，肉桂更无佳者。用者若有真药固妙，如无真药，白术以白扁豆代之，肉桂以破故纸代之。

妊娠子悬胁疼

妊妇有怀抱忧郁，以致胎动不安，两胁闷而疼痛，如弓上弦，人只知是子悬之病也，谁知是肝气不通

乎！夫养胎半系于肾水，然非肝血相助，则肾水实有独力难支之势。故保胎必滋肾水，而肝血断不可罔顾。使肝气不郁，则肝之气不闭，而肝之血必旺，自然灌溉胞胎，合肾水而并协养胎之力。今肝气因忧郁而闭塞，则胎无血荫，肾难独任，而胎安得不上升以觅食，此乃郁气使然也。莫认为子之欲自悬，而妄用泄子之品，则得矣。治法宜开肝气之郁结，补肝血之燥干，则子悬自定矣。方用**解郁汤**。

解郁汤

【药物组成】人参 一钱　白术 五钱, 土炒　白茯苓 三钱　当归 一两, 酒洗　白芍 一两, 酒炒　枳壳 五分, 炒　砂仁 三粒, 炒, 研　山栀子 三钱, 炒　薄荷 二钱

【用法用量】水煎服。一剂而闷痛除，二剂而子悬定，至三剂而全安。去栀子，再多服数剂不复发。

【方解】此乃平肝解郁之圣药，郁开则木不克土，肝平则火不妄动。方中又有健脾开胃之品，自然水精四布，而肝与肾有润泽之机，则胞胎自无干燥之患，又何虑上悬之不愈哉！

【附注】方加薏仁三四钱尤妙。

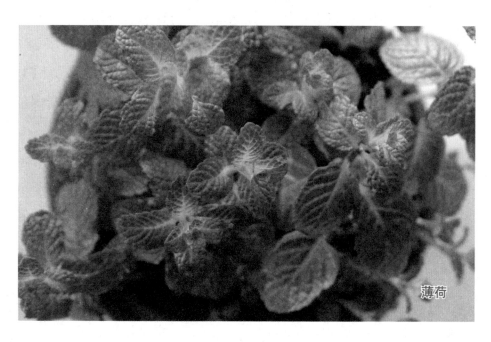

薄荷

妊娠跌损

妊妇有失足跌损，致伤胎元，腹中疼痛，势如将堕者，人只知是外伤之为病也，谁知有内伤之故乎！凡人内无他症，胎元坚固。即或跌扑闪挫，依然无恙。惟内之气血素亏，故略有闪挫，胎便不安。若只作闪挫外伤治，断难奏功，且恐有因治而反堕者，可不慎与！必须大补气血，而少加以行瘀之品，则瘀散胎安矣。但大补气血之中，又宜补血之品多于补气之药，则无不得之。方用**救损安胎汤**。

救损安胎汤

【药物组成】 当归 一两，酒洗

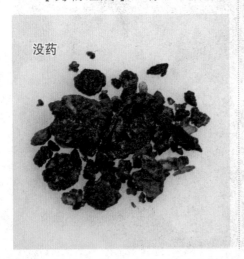

没药

白芍 三钱，酒炒　生地 一两，酒炒　白术 五钱，土炒　炙甘草 一钱　人参 一钱　苏木 三钱，捣碎　乳香 一钱，去油　没药 一钱，去油

【用法用量】 水煎服。一剂而疼痛止，二剂而势不下坠矣，不必三剂也。

【方解】 此方之妙，妙在既能去瘀而不伤胎，又能补气补血，而不凝滞，固无通利之害，亦痉跌闪之伤，有益无损，大建奇功，即此方与。然不特治怀孕之闪挫也，即无娠闪挫，亦可用之。

【附注】 即用寻常白术，土炒焦最妙，以其能理气行血也。于白术味过甘，不能理气行血，用者知之。

妊娠小便下血（病名胎漏）

妊妇有胎不动腹不疼，而小便中时常有血流出者，人以为血虚胎漏也，谁知是气虚不能摄血乎！夫血只能荫胎，而胎中之荫血，必赖气以卫之，气虚下陷，则荫胎之血亦随气而陷矣。然则气虚下陷，而血未尝虚，似不应与气同陷也。不知气乃血之卫，血赖气以固，气虚则血无凭根据，无凭根据必燥急，燥急必生邪热；血寒则静，血热则动，动则外出而莫能遏，又安得不下流乎！倘气不虚而血热，则必大崩，而不止些微之漏矣。治法宜补其气之不足，而泄其火之有余，则血不必止而自无不止矣。方用助气补漏汤。

助气补漏汤

【药物组成】 人参 一两　白芍 五钱，酒炒　黄芩 三钱，酒炒黑　生地 二钱，酒炒黑　益母草 一钱　续断 二钱　甘草 一钱

【用法用量】 水煎服。一剂而血止，二剂再不漏矣。

【方解】 此方用人参以补阳气，用黄芩以泄阴火。火泄则血不热而无欲动之机，气旺则血有根据而无可漏之窍，气血俱旺而和协，自然归经而各安其所矣，又安有漏泄之患哉！

【附注】 补血不用当归妙，以当归之香燥也。

妊娠子鸣

妊妇怀胎至七八个月，忽然儿啼腹中，腰间隐隐作痛，人以为胎热之过也，谁知是气虚之故乎！治宜大补其气，方用扶气止啼汤。

扶气止啼汤

【药物组成】 人参 一两　黄芪 一两，生用　麦冬 一两，去心　当归 五钱，酒洗　橘红 五分　甘草 一钱　花粉 一钱

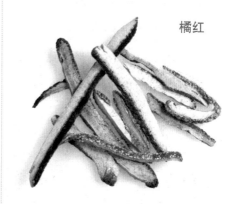

橘红

【用法用量】 水煎服。一剂而啼即止，二剂不再啼。

【方解】 此方用人参、黄芪、麦冬以补肺气，使肺气旺，则胞胎之气亦旺，胞胎之气旺，则胞中之子

气有不随母之气以为呼吸者，未之有也。

【附注】黄芪用嫩黄芪，不可用箭芪，箭芪系北口外苜蓿根。

妊娠腰腹疼渴汗躁狂（即子狂）

妇人怀妊有口渴汗出，大饮冷水，而烦躁发狂，腰腹疼痛，以致胎欲堕者，人莫不谓火盛之极也，抑知是何经之火盛乎？此乃胃火炎炽，熬煎胞胎之水，以致胞胎之水涸，胎失所养，故动而不安耳。夫胃为水谷之海，多气多血之经，所以养五脏六腑者，盖万物皆生于土，土气厚而物始生，土气薄而物必死。然土气之所以能厚者，全赖火气之来生也；胃之能化水谷者，亦赖火气之能化也。今胃中有火，宜乎生土，何以火盛而反致害乎？不知无火难以生土，而火多又能铄水。虽土中有火土不死，然亦必有水方不燥；使胃火太旺，必致铄干肾水，土中无水，则自润不足，又何以分润胞胎；土铄之极，火势炎蒸，犯心越神，儿胎受逼，安得不下

坠乎！经所谓"二阳之病发心脾"者，正此义也。治法必须泄火滋水，使水气得旺，则火气自平，火平则汗、狂、躁、渴自除矣。方用息焚安胎汤。

息焚安胎汤

【药物组成】 生地 一两，酒炒
青蒿 五钱　白术 五钱，土炒　茯苓 三钱
人参 三钱　知母 二钱　花粉 二钱

青蒿

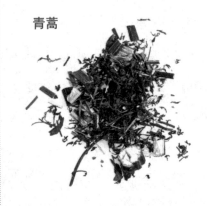

【用法用量】 水煎服。一剂而狂少平，二剂而狂大定，三剂而火尽解，胎亦安矣。

【方解】 此方药料颇重，恐人虑不胜，而不敢全用，又不得不再为嘱之。怀胎而火胜若此，非大剂何以能蠲，火不息则狂不止，而胎能安

耶！况药料虽多，均是滋水之味，益而无损，勿过虑也。

【附注】原方不可加减。

妊娠躁狂，每误有别症，不曰痰甚，即云时疾传经，而置妊娠于不问，误服多药，数月不愈。甚有打去胎而以顾大人性命为名者，更属糊涂之极。

妊娠中恶

人云怪病每起于痰，其信然软。治法似宜以治痰为主。然治痰必至耗气，气虚而痰难消化，胎必动摇。必须补气以生血，补血以活痰，再加以清痰之品，则气血不亏，痰亦易化矣。方用**消恶安胎汤**。

消恶安胎汤

【药物组成】 当归 一两, 酒洗
白芍 一两, 酒炒　白术 五钱, 土炒　茯苓
五钱　人参 三钱　甘草 一钱　陈皮 五分
花粉 三钱　苏叶 一钱　沉香 一钱, 研末

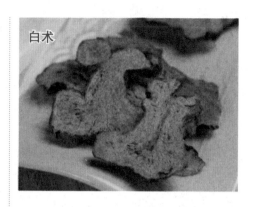

白术

【用法用量】 水煎服。

【方解】 此方大补气血，辅正邪自除之义也。

【附注】 辅正逐邪，方极平正，如此可知用金石之药以化痰者，皆矜奇立异，欲速取效，不知暗耗人之真气，戒之！

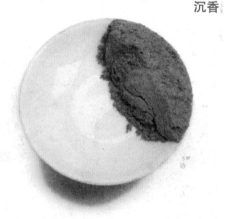

沉香

女科下卷

妊娠多怒堕胎

妇人有怀妊之后，未至成形，或已成形，其胎必堕，人皆曰气血衰微，不能固胎也，谁知是性急怒多，肝火大动而不静乎！夫肝本藏血。肝怒则不藏，不藏则血难固。盖肝虽属木，而木中实寄龙雷之火，所谓相火是也，相火宜静不宜动：静则安，动则炽。况木中之火，又易动而难静。人生无日无动之时，既无日非动火之时，大怒则火益动矣，火动而不可止遏，则火势飞扬，不能生气养胎，而反食气伤精矣；精伤则胎无所养，势必下坠而不已。经所谓"少火生气，壮火食气"，正此义也。治法宜平其肝中之火，利其腰脐之气，使气生夫血而血清其火，则庶几矣。方用利气泄火汤。

🌱 利气泄火汤

【药物组成】 人参 三钱　白术 一两，土炒　甘草 一钱　熟地 五钱，九蒸　当归 三钱，酒洗　白芍 五钱，酒炒　芡实 三钱，炒　黄芩 二钱，酒炒

【用法用量】 水煎服。六十剂而胎不坠矣。

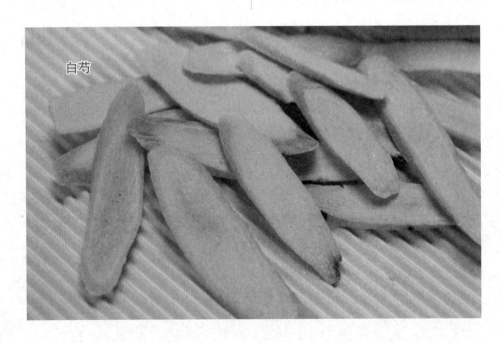

白芍

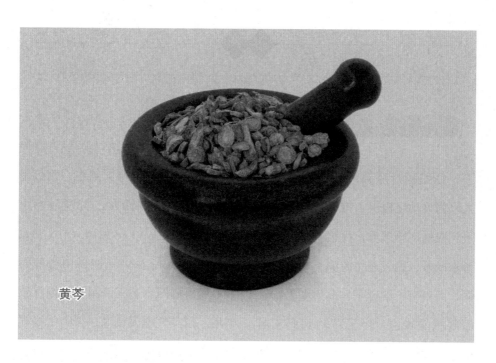

黄芩

【方解】 此方名虽利气而实补气也。然补气而不加以泄火之品，则气旺而火不能平，必反害其气也。故加黄芩于补气之中以泄火；又有熟地、归、芍以滋肝而壮水之主，则血不燥而气得和，怒气息而火自平，不必利气而气无不利，即无往而不利矣。

【附注】 性急怒多而不用舒肝药者，以其有胎娠故也。经云：胎病则母病，胎安则母病自愈。所以妊娠一门总以补气、养血、安胎为主，则万病自除矣。

女科下卷

055

行房小产

妊妇因行房致小产血崩不止，人以为火动之极也，谁知是气脱之故乎！血崩本于气虚，火盛本于水亏，肾水既亏，则气之生源涸矣；气源既涸，而气有不脱者乎！此火动是标，而气脱是本也。经云"治病必求其本"，本固而标自立矣。若只以止血为主，而不急固其气，则气散不能速回，而血何由止！不大补其精，则水涸不能遽长，而火且益炽，不揣其本，而齐其末，山未见有能济者也。方用固气填精汤。

固气填精汤

【药物组成】人参 一两　黄芪 一两, 生用　白术 五钱, 土炒　大熟地 一两, 九蒸　当归 五钱, 酒洗　三七 三钱, 研末, 冲　芥穗 二钱, 炒黑

【用法用量】水煎服。一剂而血止，二剂而身安，四剂则全愈。

【方解】此方之妙，妙在不去清火，而惟补气补精，其奏功独神者，以诸药温润能除大热也。盖热是虚，故补气自能摄血，补精自能止血，意在本也。

【附注】小产血崩多由行房而致。若年逾四十参宜倍用，熟地宜减半用，以其气虚火衰也，否则每令气脱不救。

凡有妊娠者，须忍欲谨避房事，万勿自蹈危途，慎之！

跌闪小产

妊妇有跌扑闪挫，遂致小产，血流紫块，昏晕欲绝者，人皆曰瘀血作祟也，谁知是血室损伤乎！夫血室与胞胎相连，如唇齿之相依。胞胎有伤，则血室亦损，唇亡齿寒，理有必然也。然胞胎伤损而流血者，其伤浅；血室伤损而流血者，其伤深。伤之浅者，疼在腹；伤之深者，晕在

心。同一跌扑损伤，而未小产与已小产，治各不同。未小产而胎不安者，宜顾其胎，而不可轻去其血；已小产而血大崩，宜散其瘀，而不可重伤其气。盖胎已堕血既脱，而血室空虚，惟气存耳。倘或再伤其气，安保无气脱之忧乎！经云："血为营，气为卫。"使卫有不固，则营无根据而安矣。故必补气以生血，新血生而瘀血自散矣。方用**理气散瘀汤**。

🍃 理气散瘀汤

【药物组成】 人参 一两　黄芪 一两，生用　当归 五钱，酒洗　茯苓 三钱　红花 一钱　丹皮 三钱　姜炭 五钱

【用法用量】 水煎服。一剂而流血止，二剂而昏晕除，三剂而全安矣。

【方解】 此方用人参、黄芪以补气，气旺则血可摄也。用当归、丹皮以生血，血生则瘀难留也。用红花、黑姜以活血，血活则晕可除也。用茯苓以利水，水利则血易归经也。

【附注】 胎未堕宜加杜仲（炒炭）一钱、续断（炒黑）一钱；若胎已堕服原方。血崩不止，加贯众炭三钱；若血闭心晕，加元胡炭一钱。

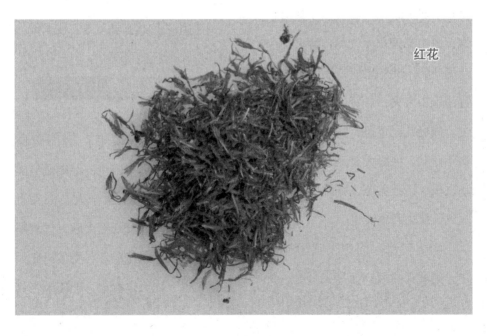

红花

女科下卷

大便干结小产

妊妇有口渴烦躁，舌上生疮，两唇肿裂，大便干结，数日不得通，以致腹疼小产者，人皆曰大肠之火热也，谁知是血热烁胎乎！夫血所以养胎也，温和则胎受其益，太热则胎受其损。如其热久烁之，则儿在胞胎之中若有探汤之苦，难以存活，则必外越下奔，以避炎气之逼迫，欲其胎之不坠也得乎！然则血荫乎胎，则血必虚耗。血者阴也，虚则阳亢，亢则害矣。且血乃阴水所化，血日荫胎，取给刻不容缓而火炽，阴水不能速生以化血，所以阴虚火动。阴中无非火气，血中亦无非火气矣，两火相合，焚逼儿胎，此胎之所以下坠也。治法宜清胞中之火，补肾中之精，则可已矣。或疑儿已下坠，何故再顾其胞？血不荫胎，何必大补其水？殊不知火动之极，以致胎坠，则胞中纯是一团火气，此火乃虚火也。

实火可泄，而虚火宜于补中清之，则虚火易散，而真火可生。倘一

味清凉以降火，全罔顾胞胎之虚实，势必至寒气逼人，胃中生气萧索矣。胃乃二阳，资养五脏者也。胃阳不生，何以化精微以生阴水乎！有不变为劳瘵者几希矣。方用**加减四物汤**。

🦅 加减四物汤

【药物组成】 熟地 五钱，九蒸 白芍 三钱，生用 当归 一两，酒洗 川芎 一钱 山栀子 一钱，炒 山萸 二钱，蒸，去核 山药 三钱，炒 丹皮 三钱，炒

【用法用量】 水煎服。四五剂而愈矣。

【方解】 丹皮性急凉血，产后用之，最防阴凝之害，慎之！

【附注】 此方加条芩二钱尤妙。

畏寒腹疼小产

妊妇有畏寒腹疼，因而堕胎者，人只知下部太寒也，谁知是气虚不能摄胎乎！夫人生于火，亦养于火，非气不充，气旺则火旺，气衰则火衰。人之所以坐胎者，受父母先天之真火也。先天之真火，即先天之真

气以成之。故胎成于气，亦摄于气，气旺则胎牢，气衰则胎堕，胎日加长，而气日加衰，安得不堕哉！况又遇寒气外侵，则内之火气更微，火气微则长养无资；此胎之不能不堕也。使当其腹疼之时，即用人参、干姜之类，补气祛寒，则可以疼止而胎安。无如人拘于妊娠之药禁而不敢用，因致堕胎，而仅存几微之气，不急救气，尚有何法。方用**黄芪补气汤**。

黄芪补气汤

【药物组成】 黄芪 二两，生用 肉桂 五分，去粗皮，研 当归 一两，酒洗

【用法用量】 水煎服。五剂

愈矣。

【方解】 倘认定是寒，大用辛热，全不补气与血，恐过于燥热，反致亡阳而变危矣。

【附注】 肉桂须用好的，如无佳者，用炮姜代之，或一钱、二钱皆可，不可只用五分。

大怒小产

妊妇有大怒之后，忽然腹疼吐血，因而堕胎；及堕胎之后，腹疼仍未止者，人以为肝之怒火未退也，谁知是血不归经而然乎！夫肝所以藏血者也。大怒则血不能藏，宜失血而不

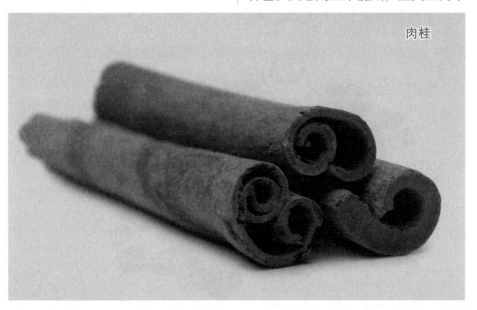

肉桂

女科下卷

当堕胎，何为失血而胎亦随堕乎？不知肝性最急，血门不闭，其血直捣于胞胎，胞胎之系，通于心肾之间，肝血来冲，必断绝心肾之路；胎因心肾之路断，胞胎失水火之养，所以堕也。胎既堕矣，而腹疼如故者，盖因心肾未接，欲续无计，彼此痛伤肝气，欲归于心而心不受，欲归于肾而肾不纳，故血犹未静而疼无已也。治法宜引肝之血，仍入于肝，而腹疼自已矣。然徒引肝之血而不平肝之气，则气逆而不易转，即血逆而不易归也。方用**引气归血汤**。

🌿 引气归血汤

【药物组成】 白芍 五钱，酒炒

当归 五钱，酒洗 白术 三钱，土炒 甘草 一钱 黑芥穗 三钱 丹皮 三钱 姜炭 五分 香附 五分，酒炒 麦冬 三钱，去心 郁金 一钱，醋炒

【用法用量】 水煎服。

【方解】 此方名为引气，其实仍是引血也，引血亦所以引气，气归于肝之中，血亦归于肝之内，气血两归，而腹疼自止矣。

【附注】 产后忌用白芍，因其酸寒也。胎堕后用白芍五钱，惟上元生人可用，若下元生人万不可用。必不得已而用之，将白芍炒炭，用三钱也可。余药如法制。

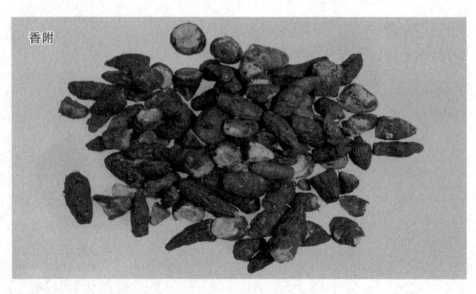

香附

血虚难产

妊娠有腹疼数日，不能生产，人皆曰气虚力弱，不能送子出产门，谁知是血虚胶滞，胞中无血，儿难转身乎！夫胎之成，成于肾脏之精；而胎之养，养于五脏六腑之血，故血旺则子易生，血衰则子难产。所以临产之前，宜用补血之药；补血而血不能遽生，必更兼补气以生之，然不可纯补其气也，恐阳过于旺，则血仍不足，偏胜之害，必有升而无降，亦难产之渐也。防微杜渐，其惟气血兼补乎。使气血并旺，则气能推送，而血足以济之，是汪洋之中自不难转身也，又何有胶滞之患乎！方用送子丹。

🌿送子丹

【药物组成】 生黄芪 一两 当归 一两，酒洗 麦冬 一两，去心 熟地 五钱，九蒸 川芎 三钱

【用法用量】 水煎服。二剂而生矣。且无横生倒产之患。

【方解】 此补血补气之药也。二者相较，补血之味，多于补气之品。盖补气只用黄芪一味，其余无非补血之品，血旺气得所养，气生血得所根据，胞胎润泽，自然易产；譬如舟遇水浅之处，虽大用人力，终难推行，忽逢春水泛滥，舟自跃跃欲行，再得顺风以送之，有不扬帆而迅行者乎！

【附注】 方妙。若头产交骨不开，加炙龟板尾三钱、生过子妇人顶心发三钱，洗净用新瓦一个置火上炕发成灰，入药同煎，服下即效。

交骨不开难产

妊妇有儿到产门，竟不能下，此危急存亡之时也，人以为胞胎先破，水干不能滑利也，谁知是交骨不

女科下卷

开之故乎！盖产门之上，原有骨二块，两相斗合，名曰交骨。未产之前，其骨自合，若天衣之无缝；临产之际，其骨自开，如开门之见山。妇人儿门之肉，原自斜生，皮亦横长，实可宽可窄可大可小者也。苟非交骨联系，则儿门必然大开，可以手入探取胞胎矣。此交骨为儿门之下关，实妇人锁钥之键。此骨不闭，则肠可直下；此骨不开，则儿难降生。然而交骨之能开能合者，气血主之也。血旺而气衰，则儿虽向下而儿门不开；气旺而血衰，则儿门可开而儿难向下，是气所以开交骨，血所以转儿身也。

欲生产之顺利，非大补气血不可。然交骨之闭甚易，而交骨之开甚难。临产交骨不开者，多由于产前贪欲，泄精太甚，精泄则气血失生化之本，而大亏矣。气血亏则无以运润于儿门，而交骨黏滞不开矣。故欲交骨之开，必须于补气补血之中，而加开骨之品，两相合治，自无不开之患，不必催生，而儿自迅下，母子俱无恙矣。方用**降子汤**。

降子汤

【药物组成】当归 一两　人参 五钱　川芎 五钱　红花 一钱　川牛膝 三钱　柞木枝 一两

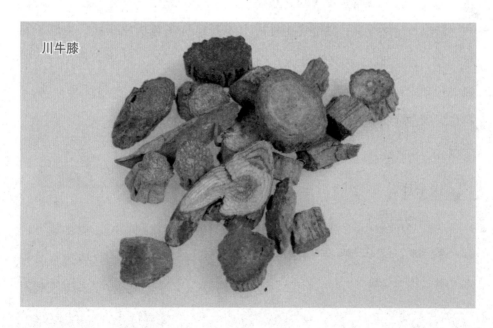

川牛膝

【用法用量】 水煎服。一剂儿门必响亮一声，交骨开解，而儿乃降生矣。

【方解】 此方用人参以补气，芎、归以补血，红花以活血，牛膝以降下，柞木枝以开关解骨，四味同心协力所以取效如神，在用开于补之中也。然单用柞木枝亦能开骨，但不补气与血，恐开而难合，未免有下部中风之患，不若此方之能开能合之为神妙也。至于儿未临门之时万不可先用柞木以开其门；然用降子汤亦正无妨，以其能补气血耳。若欲单用柞木，必须候到门然后可。

【附注】 方为子已临门救急而设，若子未临门，血虚难产，宜服前送子丹，不可遽服此方。

脚手先下难产

妊妇生产之际，有脚先下而儿不得下者，有手先下而儿不得下者，人以为横生倒生，至危之症也，谁知是气血两虚之故乎！产母之气血足，则胎必顺，产母之气血亏，则胎必逆；顺则易生，逆则难产。气血既亏，母身必弱，子在胞中，亦必弱；胎弱无力，欲转头向下而不能，此胎之所以有脚手先下者也。当是之时，急用针刺儿之手足，则儿必痛而缩入。急用**转天汤**以救顺之。

转天汤

【药物组成】 人参 二两 当归 二两, 酒洗 川、芎 一两 川牛膝 三钱 升麻 四分 附子 一分, 制

【用法用量】 水煎服。一剂而儿转身矣，再二剂自然顺生。

【方解】 此方之妙，用人参以补气之亏；用芎、归以补血之亏，人人皆知其义。若用升麻又用牛膝、附子，恐人未识其妙也。盖儿已身斜，非用提挈则头不易转，然转其身非用下行则身不易降。升麻、牛膝并用，而又用附子者，欲其无经不达，使气血迅速以催生也。

【附注】 若服三剂后，以针刺儿手足仍不转身，以针刺产妇合骨穴，儿即下。万不可用手探取，以致子母俱危，戒之！

女科下卷

妇科圣手傅青主

奇方妙治

气逆难产

妇人有生产数日而胎不下者，服催生之药，皆不见效，人以为交骨之难开也，谁知是气逆不行而然乎！夫交骨不开，固是难产，然儿头到产门而不能下者，方是交骨不开之故，自当用开骨之剂。若儿头尚未到产门，乃气逆不行，儿身难转，非交骨不开之故也。若开其交骨，则儿门大开，儿头未转而向下，必致变症非常，是儿门万万不可轻开也。大凡生产之时，切忌坐草太早。若儿未转头，原难骤生，乃早于坐草，产妇见

儿许久不下，未免心怀恐惧，恐则神怯，怯则气下而不能升，气既不升，则上焦闭塞，而气乃逆矣；上气既逆，而上焦必胀满，而气益难行，气阻滞于上下之间，不利气而徒催生，则气愈逆而胎愈闭矣。治法但利其气，儿自转身而下矣。方用**舒气散**。

舒气散

【药物组成】人参 一两　当归 一两，酒洗　川芎 五钱　白芍 五钱，酒炒　紫苏梗 三钱　牛膝 二钱　陈皮 一钱　柴胡 八分　葱白 七寸

【用法用量】水煎服。一剂而逆气转，儿即下矣。

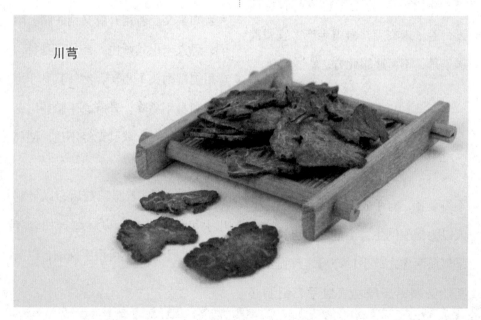

川芎

064

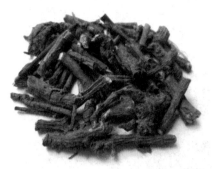

柴胡

【方解】 此方利气而实补气，盖气逆由于气虚，气虚易于恐惧，补其气而恐惧自定，恐惧定而气逆者将莫知其何以定也，何必开交骨之多事乎哉！

【附注】 凡临产三日前，必先腹疼一小次，名曰试痛。此时万勿坐草临盆，但将包儿诸物预备现成，不可早叫稳婆来。过三日后，腹若大痛，方叫稳婆来，不可令产妇见面，暂让别室静坐，不可高言。盖稳婆名曰收生，使其两手接收，不欲儿堕地受伤，非稳婆别有妙法也。若稳婆来时，即令产妇见面，彼必胡言乱语，用力太早，必致难产，百变丛生，戒之慎之！

妇人有生产三四日，儿已到产门，交骨不开，儿不得下，子死而母未亡者，服开骨之药不验，当有死亡之危。

今幸而不死者，正因其子死而胞胎下坠，子母离开，母气已收，未至同子气俱绝也。治但救其母，而不必顾其子矣。然死子在产门，塞其下口，有致母死之患，宜用推送之法，补血以生水，补气以生血，使气血两旺，死子可出而存母命也。倘徒用降子之剂以坠之，则死子未必下，而母气先脱矣，非救援之善者也。山亲见此等之症，常用**救母丹**活人颇多，故志之。

🌱 救母丹

【药物组成】 人参 一两　当归 二两，酒洗　川芎 一两　益母草 一两　赤石脂 一钱　芥穗 三钱，炒黑

【用法用量】 水煎服。一剂而死子下矣。

【方解】 此方用芎、归以补

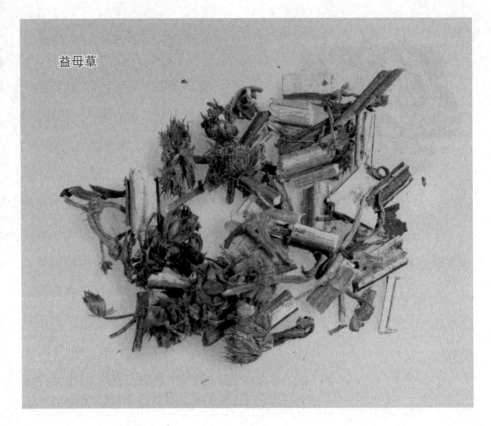
益母草

血，人参以补气，气旺血旺，则上能升而下能降，气能推而血能送。况益母又善下死胎，石脂能下瘀血，自然一涌而出，无少阻滞矣。

【附注】方妙不可加减。

子死腹中难产

妇人有生产六七日，胞衣已破，而子不见下，人以为难产之故也，谁知是子已死于腹中乎！夫儿死于儿门之边易辨，而死于腹中难识。盖儿已到产门之边，未死者头必能伸能缩，已死者必然不动，即以手推之，亦必不动如故。若系未死，用手少拔其儿之发，儿必退入，故曰易辨。若儿死在腹中，何从而知之？然实有可辨而知之者。

凡子死腹中，而母可救者，产母之面，必无煤黑之气，是子死而母无死气也；子死腹中而母难救，产母之面，必有烟熏之气，是子死而母亦无生机也。以此辨死生，断断不爽也。既知儿死腹中，不能用药以降之，危道也；若用霸道以泄之，亦危道也。盖生产至六七日，其母之气必甚困乏，乌能胜霸道之治，如用霸道以强逐其死子，恐死子下而母亦立亡矣。必须仍补其母，使母之气血旺，而死子自下也。方用**疗儿散**。

🖐 疗儿散

【药物组成】 人参 一两　当归 二两，酒洗　川牛膝 五钱　乳香 二钱　鬼臼 三钱，研，水飞

【用法用量】 水煎服。一剂死子下而母生矣。

【方解】 凡儿之降生，必先转其头；原因其母气血之虚，以致儿不能转头以向下，世人用催生之药，以耗儿之气血，则儿之气不能通达，反致闭闷而死于腹中，此实庸医杀之也。所以难产之疾，断断不可用催生之药，只宜补气补血，以壮其母，而全活婴儿之命正无穷也。此方救儿死之母，仍大补气血，所以救其本也，谁知救本即所以催生哉！

【附注】 下死胎不用厚朴妙。曾有产妇面黑舌青，用补气、养血、活血之药而子母复得皆全者，亦万中之一幸也。

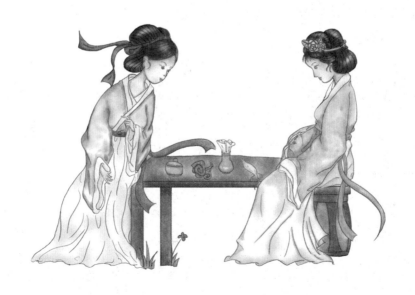

妇科圣手傅青主 奇方妙治

正产胞衣不下

产妇有儿已下地，而胞衣留滞于腹中，二三日不下，心烦意躁，时欲昏晕，人以为胞衣之蒂未断也，谁知是血少干枯，粘连于腹中乎！世人见胞衣不下，未免心怀疑惧，恐其冲之于心，而有死亡之兆。然而胞衣究何能上冲于心也。但胞衣不下，瘀血未免难行，恐有血晕之虞耳。治法仍宜大补其气血，使生血以送胞衣，则胞衣自然润滑，润滑则易下，生气以助生血，则血生自然迅速，尤易催堕也。方用**送胞汤**。

🌿 送胞汤

【药物组成】 当归 二两，酒洗　川芎 五钱　益母草 一两　乳香 一两，不去油　没药 一两，不去油　芥穗 三钱，炒黑　麝香 五厘，研，另冲

【用法用量】 水煎服，立下。

【方解】 此方以芎、归补其气血，以荆芥引血归经，用益母、乳香等药，逐瘀而下胞衣，新血既生，则旧血难存，气旺上升，而瘀浊自降，尚有留滞之苦哉！夫胞衣是包儿之一物，非依于子，即依于母，子生而不随子俱下，以子之不可依也，故停滞于腹，若有回顺其母之心，母胞虽已生子，而其蒂间之气，原未遽绝，所以留连欲脱而未脱，往往有存腹六七日不下，而竟不腐烂者，正以其尚有生气也。可见胞衣留腹，不能杀人，补之而自降耳。

或谓胞衣既有生气，补气补血，则胞衣亦宜坚牢，何以补之而反降也？不知子未下，补则益于子；子已下，补则益于母。益子而胞衣之气连，益母而胞衣之气脱。此胞胎之气关，通则两合，闭则两开矣。故大补气血而胞衣反降也。

有妇人子下地五六日，而胞衣留于腹中，百计治之，竟不能下，而又绝无昏晕烦躁之状，人以为瘀血之

粘连也，谁知是气虚不能推送乎！夫瘀血在腹，断无不作祟之理，有则必然发晕，今安然无恙，是血已净矣。血净宜清气升而浊气降。今胞衣不下，是清气下降而难升，遂至浊气上浮而难降。然浊气上升，又必有烦躁之病，今亦安然者，是清浊之气两不能升也。然则补其气不无浊气之上升乎？不知清升而浊降者，一定之理，未有清升而浊亦升者也，苟能于补气之中，仍分其清浊之气，则升清正所以降浊也。方用**补中益气汤**。

补中益气汤

【药物组成】 人参 三钱 生黄芪 一两 柴胡 三分 炙甘草 一分 当归 五钱 白术 五分,土炒 升麻 三分 陈皮 二分 莱菔子 五分,炒,研

【用法用量】 水煎服。一剂而胞衣自下矣。

【方解】 夫补中益气汤乃提气之药也，并非推送之剂，何以能降胞衣如此之速也？然而浊气之不降者，由于清气之不升也；提其气则清升而浊降，浊气降则腹中所存之物，即无不随浊气而尽降，正不必再用推送之法也。况又加莱菔子数分，能理浊气，不至两相扞格，所以奏功之奇也。

【附注】 方极效。

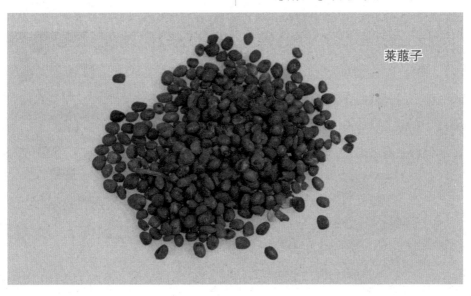

莱菔子

女科下卷

妇科圣手傅青主 奇方妙治

妇人甫产儿后，忽然眼目昏花，呕恶欲吐，中心无主，或神魂外越，恍若天上行云，人以为恶血冲心之患也，谁知是气虚欲脱而然乎！盖新产之妇，血必尽倾，血室空虚，只存几微之气；倘其人阳气素虚，不能生血，心中之血，前已荫胎，胎堕而心中之血亦随胎而俱堕，心无血养，所赖者几微之气以固之耳。今气又虚而欲脱，所剩残血，不能归经，而成血晕之症矣。治法必须大补气血，断不可单治血晕也；或疑血晕是热血上冲，而更补其血。不愈助其上冲之势

乎？不知新血不生，旧血不散，补血以生新血，正活血以逐旧血也。然血有形之物，难以速生，气乃无形之物，易于迅发，补气以生血，尤易于补血以生血耳。方用**补气解晕汤**。

🌱 补气解晕汤

【药物组成】人参 一两　生黄芪 一两　当归 一两, 不酒洗　黑芥穗 三钱　姜炭 一钱

【用法用量】水煎服。一剂而晕止，二剂而心定，三剂而血生，四剂而血旺，再不晕矣。

【方解】此乃解晕之圣药，用参、芪以补气，使气壮而生血也；用

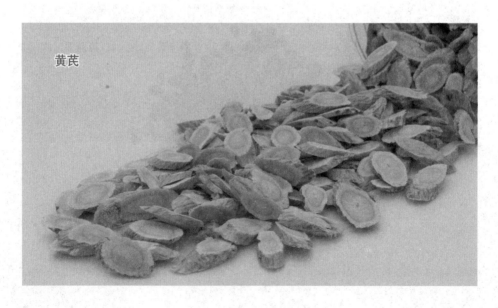

黄芪

当归以补血,使血旺而养气也。气血两旺,而心自定矣。用荆芥炭引血归经,用姜炭以行瘀引阳,瘀血去而正血归,不必解晕而晕自解矣。一方之中,药只五味,而其奏功之奇而大如此,其神矣乎。

【附注】原方极效,不可加减。

正产血晕不语

产妇有子方下地,即昏晕不语,此气血两脱也,本在不救;然救之得法,亦有能生者。当斯之时,急用银针刺其眉心,得血出则语矣。然后以人参一两煎汤灌之,无不生者;即用黄芪二两、当归一两,名当归补血汤,煎汤一碗灌之亦得生。万不可于二方之中,轻加附子。盖附子无经不达,反引气血之药,走而不守,不能专注于胞胎,不若人参、归、芪直救其气血之绝,聚而不散也。盖产妇昏晕,全是血室空虚,无以养心,以致昏晕。舌为心之苗,心既无主,而舌又安能出声耶?夫眉心之穴,上通于脑,下通于舌,而其系则连于心,刺其眉心,则脑与舌俱通,而心之清气上升,则瘀血自然下降矣,然后以参、芪、当归之能补气生血者,煎汤灌之,则气与血接续,又何至于死亡乎!虽单用参、芪、当归亦有能生者,然终不若先刺眉心之为更妙。世人但知灸眉心之法,不知刺更胜于灸,盖灸法缓而刺法急,缓则难于救绝,急则易于回生,所谓"急则治其标,缓则治其本"者,此也。

正产败血攻心晕狂

妇人有产后二三日,发热,恶露不行,败血攻心,狂言呼叫,甚欲奔走,拿提不定,人以为邪热在胃之过,谁知是血虚心不得养而然乎!夫产后之血,尽随胞胎而外越,则血室空虚,脏腑皆无血养,只有心中之血,尚存几微,以护心君。而脏腑失其所养,皆欲取给于心;心包为心君之宰相,拦绝各脏腑之气,不许入心,始得心神安静,是护心者全借心包之力也。使心包亦虚,不能障心,而各脏腑之气遂直入于心,以分取乎

女科下卷

心血，心包情急，既不能内顾其君，又不能外御乎众，于是大声疾呼，而其迹象反近于狂悖，有无可如何之势，故病状似热而实非热也。治法须大补心中之血，使各脏腑分取以自养，不得再扰乎心，则心藏泰然，而心包亦安矣。方用安心汤。

安心汤

【药物组成】 当归 二两　川芎 一两　生地 五钱，炒　丹皮 五钱，炒　生蒲黄 二钱　干荷叶 一片，引

【用法用量】 水煎服。一剂而狂定，恶露亦下矣。

【方解】 此方用芎、归以养血，何以又用生地、丹皮之凉血，似非产后所宜？不知恶露所以奔心，原因虚热相犯，于补中凉之，而凉不为害，况益之以荷叶，七窍相通，引邪外出，不惟内不害心，且佐蒲黄以分解乎恶露也。但只可暂用以定狂，不可多用以取咎也。谨之慎之。

【附注】 服药后狂定，宜服加味生化汤。

加味生化汤

【药物组成】当归 酒洗，一两一钱　川芎 三钱　桃仁 研，钱半　荆芥穗 炒炭，一钱　丹皮 钱半

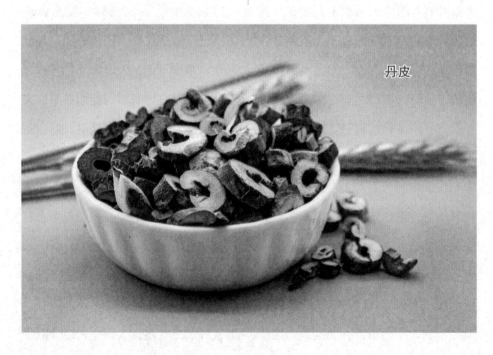

丹皮

【用法用量】服四剂妙。

正产肠下

产妇肠下，亦危症也，人以为儿门不关之故，谁知是气虚下陷而不能收乎！夫气虚下陷，自宜用升提之药，以提其气。然新产之妇，恐有瘀血在腹，一旦提气，并瘀血升腾于上，则冲心之患，又恐变出非常，是气又不可竟提也。气既不可竟提，而气又下陷，将用何法以治之哉？盖气之下陷者，因气之虚也，但补其气，则气旺而肠自升举矣。惟是补气之药少，则气力薄而难以上升，必须以多为贵，则阳旺力强，断不能降而不升矣。方用**补气升肠饮**。

补气升肠饮

【药物组成】 人参 一两，去芦

生黄芪 一两　当归 一两，酒洗　白术 五钱，土炒　川芎 三钱，酒洗　升麻 一分

【用法用量】 水煎服。一剂而肠升矣。

【方解】 此方纯于补气，全不去升肠，即如用升麻一分，亦不过引气而升耳。盖升麻之为用，少则气升，多则血升也，不可不知。又方用蓖麻仁四十九粒捣涂顶心以提之，肠升即刻洗去，时久则恐吐血，此亦升肠之一法也。

【附注】 生产有子未下肠先下者，名盘肠生。勿遽服此方，急取一净盆，用开水洗热，将肠置于盆内，静待勿惧，子下后肠即徐徐收回。若时久，盆与肠俱冷，不能速收，急用开水一盆待温，以入得手为度。将温水倾于置肠盆内，肠热气充，即可收起矣。若子先下，急服此方，少迟恐气脱不救。

女科下卷

产后少腹疼

妇人产后少腹疼痛，甚则结成一块，按之愈疼，人以为儿枕之疼也，谁知是瘀血作祟乎！夫儿枕者，前人谓儿头枕之物也。儿枕之不疼，岂儿生不枕而反疼，是非儿枕可知矣。既非儿枕，何故作疼？乃是瘀血未散，结作成团而作疼耳。

凡此等症，多是壮健之妇血有余，而非血不足也，似乎可用破血之药。然血活则瘀自除，血结则瘀作祟，若不补血而反败血，虽瘀血可消，毕竟耗损难免，不若于补血之中，以行逐瘀之法，则气血不耗，而瘀亦尽消矣。方用**散结定疼汤**。

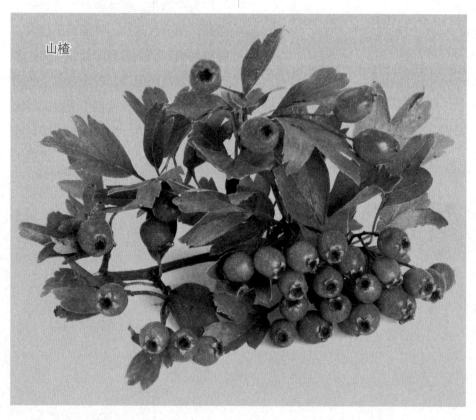

山楂

散结定疼汤

【药物组成】 当归 一两, 酒洗 川芎 五钱, 酒洗 丹皮 二钱, 炒 益母草 三钱 黑芥穗 二钱 乳香 一钱, 去油 山楂 十粒, 炒黑 桃仁 七粒, 泡, 去皮、尖, 炒, 研

【用法用量】 水煎服。一剂而疼止而愈, 不必再剂也。

【方解】 此方逐瘀于补血之中, 消块于生血之内, 妙在不专攻疼痛, 而疼痛止。彼世人一见儿枕之疼, 动用元胡、苏木、蒲黄、灵脂之类以化块, 又何足论哉!

妇人产后少腹疼痛, 按之即止, 人亦以为儿枕之疼也, 谁知是血虚而然乎! 夫产后亡血过多, 血室空虚, 原能腹疼, 十妇九然。但疼有虚实之分, 不可不辨: 如燥糠触体光景, 是虚疼而非实疼也。大凡虚疼宜补, 而产后之虚疼, 尤宜补焉。惟是血虚之疼, 必须用补血之药, 而补血之味, 多是润滑之品, 恐与大肠不无相碍; 然产后血虚, 肠多干燥, 润滑正相宜也, 何碍之有。方用**肠宁汤**。

肠宁汤

【药物组成】 当归 一两, 酒洗 熟地 一两, 九蒸 人参 三钱 麦冬 三钱, 去心 阿胶 三钱, 蛤粉炒 山药 三钱, 炒 续断 二钱 甘草 一钱 肉桂 二分, 去粗, 研

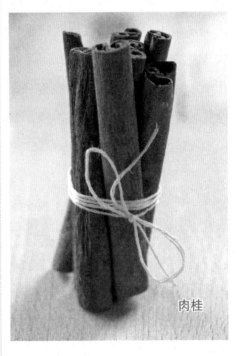

肉桂

【用法用量】 水煎服。一剂而疼轻, 二剂而疼止, 多服更宜。

【方解】 此方补气补血之药也; 然补气而无太郁之忧, 补血而无太滞之患, 气血既生, 不必止疼而疼自止矣。

【附注】前后二方极效，不必加减。

产后气喘

妇人产后气喘，最是大危之症，苟不急治，立刻死亡，人只知是气血之虚也，谁知是气血两脱乎！夫既气血两脱，人将立死，何又能作喘？血脱欲留，而气不能留挽乎血之脱，而气反上喘，如人与贼逢，而力不胜贼之强又不肯自安于不斗，乃号召同志，以求邻人之助，故呼声而喘作，其症虽危，而可救处正在能作喘也。盖肺主气，喘则肺气似盛而实衰，当是之时，血将脱而万难骤生，望肺气之相救甚急；而肺因血失，只存几微之气，自顾尚且不暇，又何能提挈乎血，气不与血俱脱者几希矣，是救血必须补气也。方用**救脱活母汤**。

🌱 救脱活母汤

【药物组成】人参 二两　当归 一两，酒洗　熟地 一两，九蒸　枸杞子

五钱　山萸 五钱，蒸，去核　麦冬 一两，去心　阿胶 二钱，蛤粉炒　肉桂 一钱，去粗，研　黑芥穗 二钱

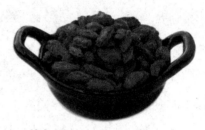

枸杞子

【用法用量】水煎服。一剂而喘轻，二剂而喘减，三剂而喘定，四剂而全愈矣。

【方解】此方用人参以接续元阳，然徒补其气而不补其血，则阳燥而狂，虽回生于一时，亦旋得旋失之道；即补血而不补其肝肾之精，则本原不固，阳气又安得而续乎！所以又用熟地、山萸、枸杞之类，以大补其肝肾之精，而后大益其肺气，则肺气健旺，升提有力矣。特虑新产之后，用补阴之药，腻滞不行，又加肉桂以补命门之火，使火气有根，助人参以生气，且能运化地黄之类，以化精生血。若过于助阳，万一血随阳动瘀而

上行，亦非保全之策，更加荆芥以引血归经，则肺气安而喘速定，治几其神乎。

【附注】方妙不可加减。

产后恶寒身颤

妇人产后恶寒恶心，身体颤，发热作渴，人以为产后伤寒也，谁知是气血两虚，正不敌邪而然乎！大凡人之气不虚，则邪断难入。产妇失血既多，则气必大虚，气虚则皮毛无卫，邪原易入，正不必户外之风来袭体也，即一举一动，风即可乘虚而入之。然产后之妇，风易入而亦易出，凡有外邪之感，俱不必祛风，况产妇之恶寒者，寒由内生也。发热者，热由内弱也；身颤者，颤由气虚也。治其内寒，而外寒自散；治其内弱，而外热自解；壮其元阳，而身颤自除。方用十全大补汤。

🌿 十全大补汤

【药物组成】人参 三钱　白术 三钱，土炒　茯苓 三钱，去皮　甘草 一钱，炙　川芎 一钱，酒洗　当归 三钱，酒

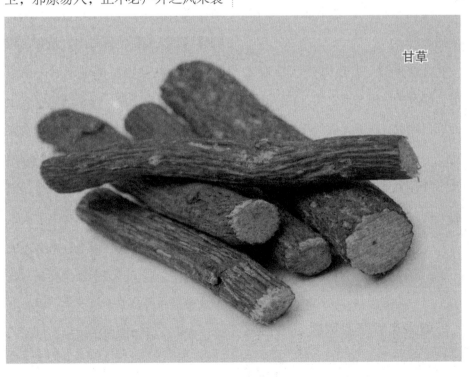

甘草

女科下卷

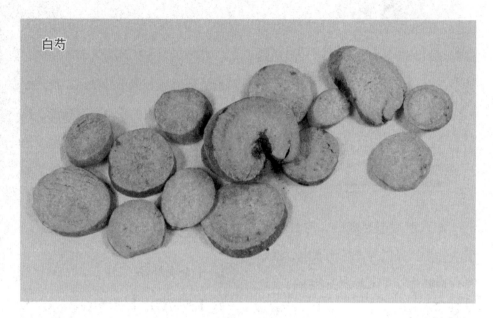
白芍

洗　熟地 五钱，九蒸　　白芍 二钱，酒炒
黄芪 一两，生用　　肉桂 一钱，去粗，研

【用法用量】 水煎服。一剂而诸病悉愈。

【方解】 此方但补气与血之虚，而不去散风与邪之实，正以正足而邪自除也，况原无邪气乎！所以奏功之捷也。

【附注】 宜连服数剂，不可只服一剂。

产后恶心呕吐

妇人产后恶心欲吐，时而呕吐，人皆曰胃气之寒也，谁知是肾气之寒乎！夫胃为肾之关，胃之气寒，则胃气不能行于肾之中；肾之气寒，则肾气亦不能行于胃之内，是肾与胃不可分而两之也。惟是产后失血过多，必致肾水干涸，肾水涸应肾火上炎，当不至胃有寒冷之虞，何故肾寒而胃亦寒乎？盖新产之余，水乃遽然涸去，虚火尚不能生，火既不生，而寒之象自现。治法宜补其肾中之火，然火无水济，则火在水上，未必不成火动阴虚之症，必须于水中补火，肾中温胃，而后肾无太热之患，胃有既济之欢也。方用温肾止呕汤。

温肾止呕汤

【药物组成】 熟地 五钱，九蒸 巴戟 一两，盐水浸 人参 三钱 白术 一两，土炒 山萸 五钱，蒸，去核 炮姜 一钱 茯苓 二钱，去皮 橘红 五分，姜汁洗 白豆蔻 一粒，研

【用法用量】 水煎服。一剂而呕吐止，二剂而不再发，四剂而全愈矣。

【方解】 此方补肾之药，多于治胃之品，然而治肾仍是治胃也。所以肾气升腾，而胃寒自解，不必用大热之剂，温胃而祛寒也。

【附注】 服此方必待恶露尽后，若初产一二日之内恶心欲呕，乃恶露上冲，宜服加味生化汤。

加味生化汤

【药物组成】 全当归 一两，酒洗 川芎 二钱 炮姜 一钱 山楂炭 二钱 桃仁一钱，研

【用法用量】 用无灰黄酒一钟，水三钟同煎。

产后血崩

少妇产后半月，血崩昏晕，人

皆曰恶血冲心也，谁知是不慎房帏之过乎！夫产后业逾半月，虽不比初产之二三日，而气血初生，尚未全复，即血路已净，而胞胎之损伤未痊，断不可轻于一试，以重伤其门户。气血初复，不知慎养，致血崩昏晕，是心肾两伤，不特胞胎门户已也。精泄神脱，舍大补其气与血，别无良法也。方用救败求生汤。

救败求生汤

【药物组成】 人参 二两 当归 二两，酒洗 白术 二两，土炒 九蒸熟地 一两 山萸 五钱，蒸 山药 五钱，炒 枣仁 五钱，生用 附子 一分或一钱，自制

【用法用量】 水煎服。一剂而神定，二剂而晕止，三剂而血亦止矣，倘一服见效，连服三四剂，减去

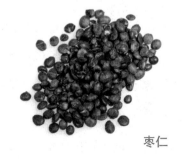

枣仁

女科下卷

一半，再服十剂，可庆更生。

【方解】　此方补气以回元阳于无何有之乡，阳回而气回，自可摄血以归神，生精而续命矣。

【附注】　亦有中气素虚，产后顷刻血崩不止，气亦随之而脱。此至危之证，十常不救者八九，惟用独参汤尚可救活一二。辽人参去芦五钱，打碎，急煎，迟则气脱不及待矣。煎成徐徐灌之，待气回再煎一服灌之。其余治法参看血崩门。但产后不可用杭芍炭以及诸凉药。然此证皆系临产一二日前入房所致，戒之！

产后手伤胞胎淋漓不止

妇人有生产之时，被稳婆手入产门，损伤胞胎，因而淋漓不止，欲少忍须臾而不能，人谓胞破不能再补也，孰知不然。夫破伤皮肤，尚可完补，岂破在腹内者，独不可治疗？或谓破在外可用药外治，以生皮肤；破在内，虽有灵膏，无可救补，然破之在者，外治虽无可施力，安必内治不可奏功乎！试思疮疡之毒，大有缺

陷，尚可服药以生肌肉，此不过收生不谨，小有所损，并无恶毒，何难补其缺陷也。方用完胞饮。

完胞饮

【药物组成】人参 一两　　白术 十两, 土炒　　茯苓 三钱, 去皮　　生黄芪 五钱　　当归 一两, 酒炒　　川芎 五钱　　白及末 一钱　　红花 一钱　　益母草 三钱　　桃仁 十粒, 泡炒、研

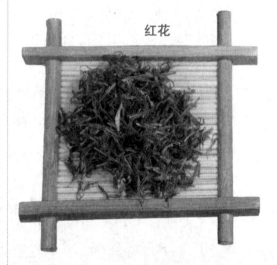

红花

【用法用量】　用猪羊胞一个，先煎汤，后煎药，饥服十剂全愈。

【方解】　夫胞损宜用补胞之药，何以反用补气血之药也？盖生产本不可手探试，而稳婆竟以手探，胞胎以致伤损，则难产必矣。难产者，

因气血之虚也。产后大伤气血，是虚而又虚矣，因虚而损，复因损而更虚，苟不补其气与血，而胞胎之破，何以奏功乎！今之大补其气血者，不啻饥而与之食，渴而与之饮者，则精神大长，气血再造，而胞胎何难补完乎，所以旬日之内便成功也。

【附注】 胞破诸书单方最多，然不如此之妙。

产后四肢浮肿

产后四肢浮肿，寒热往来，气喘咳嗽，胸膈不利，口吐酸水，两胁疼痛，人皆曰败血流于经络，渗于四肢，以致气逆也，谁知是肝肾两虚，阴不得出之阳乎！夫产后之妇，气血大亏，自然肾水不足，肾水沸腾；然水不足则不能养肝，而肝木大燥，木中乏津木燥火发，肾火有党，子母两焚，火焰直冲，而上克肺金，金受火刑，力难制肝，而咳嗽喘满之病生焉；肝火既旺而下克脾土，土受木刑，力难制水，而四肢浮肿之病出焉。然而肝木之火旺，乃假象而非真

旺也。假旺之气，若盛而实不足，故时而热时而寒，往来无定，乃随气之盛衰以为寒热，而寒非真寒，热亦非真热，是以气逆于胸膈之间而不舒耳。两胁者，肝之部位也，酸者，肝之气味也。吐酸胁疼痛，皆肝虚而肾不能荣之象也。治法宜补血以养肝，补精以生血，精血足而气自顺，而寒热咳嗽浮肿之病悉退矣。方用**转气汤**。

转气汤

【药物组成】 人参 三钱　茯苓 三钱，去皮　白术 三钱，土炒　当归 五钱，酒洗　白芍 五钱，酒炒　熟地 一两，九蒸　山萸 三钱，蒸　山药 五钱，炒　芡实 三钱，炒　柴胡 五分　破故纸 一钱，盐水炒

【用法用量】 水煎服。三剂效，十剂痊。

【方解】 此方皆是补血补精之品，何以名为转气耶？不知气逆由于气虚，乃是肝肾之气虚也。

补肝肾之精血，即所以补肝肾之气也。盖虚则逆，旺则顺，是补即

女科下卷

转也；气转而各症尽愈，阴出之阳，则阴阳无扞格之虞矣。

【附注】 方妙不可加减。白芍宜炒炭用。

产后肉线出

妇人有产后水道中出肉线一条，长二三尺，动之则疼痛欲绝，人以为胞胎之下坠也，谁知是带脉之虚脱乎！夫带脉束于任督之间，任脉前而督脉后，二脉有力，则带脉坚牢；二脉无力，则带脉崩坠。产后亡血过多，无血以养任督，而带脉崩坠，力难升举，故随溺而随下也。带脉下垂，每每作痛于腰脐之间，况下坠者而出于产门之外，其失于关键也更甚，安得不疼痛欲绝乎！方用两收汤。

两收汤

【药物组成】 人参 一两　白术 二两，土炒　川芎 三钱，酒洗　九蒸熟地 二两　山药 一两，炒　山萸 四钱，蒸　芡实 五钱，炒　扁豆 五钱，炒　巴戟 三

钱，盐水浸　杜仲 五钱，炒黑　白果 十枚，捣碎

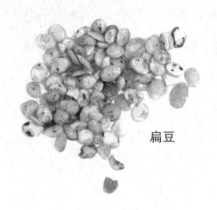

扁豆

【用法用量】 水煎服。一剂而收半，二剂而全收矣。

【方解】 此方补任督而仍补腰脐者，盖以任督连于腰脐也。补任督而不补腰脐，则任督无助，而带脉何以升举？惟两补之，则任督得腰脐之助，带脉亦得任督之力而收矣。

【附注】 此方凡肾虚、腰痛、遗尿皆可治，甚勿轻忽。

产后肝痿

妇人产后阴户中垂下一物，其形如帕，或有角、或二歧，人以为产颓也，谁知是肝痿之故乎！夫产后何以成肝痿也？盖因产前劳役过伤，又

触动怪怒，以致肝不藏血，血亡过多，故肝之脂膜随血崩坠，其形似子宫，而实非子宫也。若是子宫之下坠，状如茄子，只到产门，而不能越出于产门之外。惟肝之脂膜往往出产门外者，至六七寸许，且有粘席干落一片，如手掌大者，如是子宫坠落，人立死矣，又安得而复生乎！治法宜大补其气与血，而少加升提之品，则肝气旺而易生，肝血旺而易养，肝得生养之力，而脂膜自收。方用**收膜汤**。

收膜汤

【药物组成】 生黄芪 一两　　人参 五钱　　白术 五钱，土炒　　当归 三钱，酒洗　　升麻 一钱　　白芍 五钱，酒炒焦

【用法用量】 水煎服。一剂即收矣。

【方解】 或疑产后禁用白芍，恐伐生气之源，何以频用之而奏功也？是未读仲景之书者，嗟乎！白芍之在产后不可频用者，恐其收敛乎瘀也；而谓伐生气之源，则误矣。况病

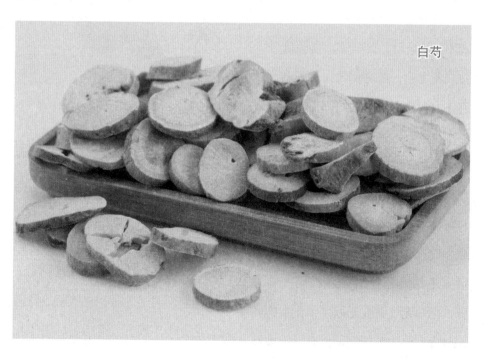

白芍

女科下卷

之在肝者，尤不可以不用；且用之于大补气血中，在芍药亦忘其为酸收矣，又何能少有作祟者乎！剜脂膜下坠，正借酸收之力，助升麻以提升气血，所以奏功之捷也。

【附注】 收肝膜全赖白芍之功，不可用炭。

产后气血两虚乳汁不下

妇人产后绝无点滴之乳，人以为乳管之闭也，谁知是气与血之两涸乎！夫乳乃气血之所化而成也，无血固不能生乳汁，无气亦不能生乳汁，然二者之中，血之化乳，又不若气之所化为尤速。新产之妇，血已大亏，血本自顾不暇，又何能以化乳？乳全赖气之力，以行血而化之也。今产后数日，而乳不下点滴之汁，其血少气衰可知。气旺则乳汁旺，气衰则乳汁衰，气涸则乳汁亦涸，必然之势也。世人不知大补气血之妙，而一味通乳，岂知无气则乳无以化，无血则乳无以生。治法带补气以生血，而乳汁自下，不必利窍以通乳也。方名通乳丹。

通乳丹

【药物组成】 人参 一两　生黄芪 一两　当归 二两，酒洗　麦冬 五钱，去心　木通 三分　桔梗 三分　七孔猪蹄 二个，去爪壳

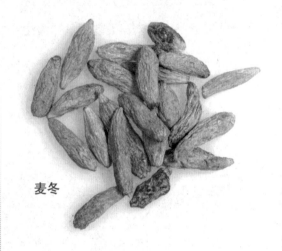

麦冬

【用法用量】 水煎服。二剂而乳如泉涌矣。

【方解】 此方专补气血以生乳汁，正以乳生于气血也。产后气血涸而无乳，非乳管之闭而无乳者可比。不去通乳而名通乳丹，亦因服之乳通而名之；今不通乳而乳生，即名生乳丹亦可。

产后郁结乳汁不通

少壮之妇，于生产之后，或闻丈夫之嫌或听翁姑之谇，遂致两乳胀满疼痛，乳汁不通，人以为阳明之火热也，谁知是肝气之郁结乎！夫阳明属胃，乃多气多血之府也。乳汁之化，原属阳明，然阳明属土，壮妇产后，虽云亡血，而阳明之气，实未尽衰，必得肝木之气以相通，始能化成乳汁，未可全责之阳明也。盖乳汁之化，全在气而不在血，今产后数日，宜其有乳，而两乳胀满作痛，是欲化乳而不可得，非气郁而何？明明是羞愤成郁，土木相结，又安能化乳而成汁也。

治法宜大舒其肝木之气，而阳明之气血自通，而乳亦通矣，不必专去通乳也。方名**通肝生乳汤**。

🌿通肝生乳汤

【药物组成】 白芍 五钱，醋炒 当归 五钱，酒洗 白术 五钱，土炒 熟地 三分 甘草 三分 麦冬 五钱，去心 通草 一钱 柴胡 一钱 远志 一钱

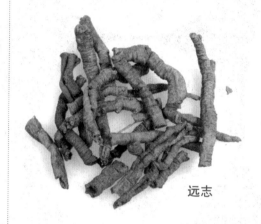

远志

【用法用量】 水煎服。一剂即通，不必再服也。

【附注】 麦冬用小米炒，不惟不寒胃，且得米味一直引入胃中，而化乳愈速。

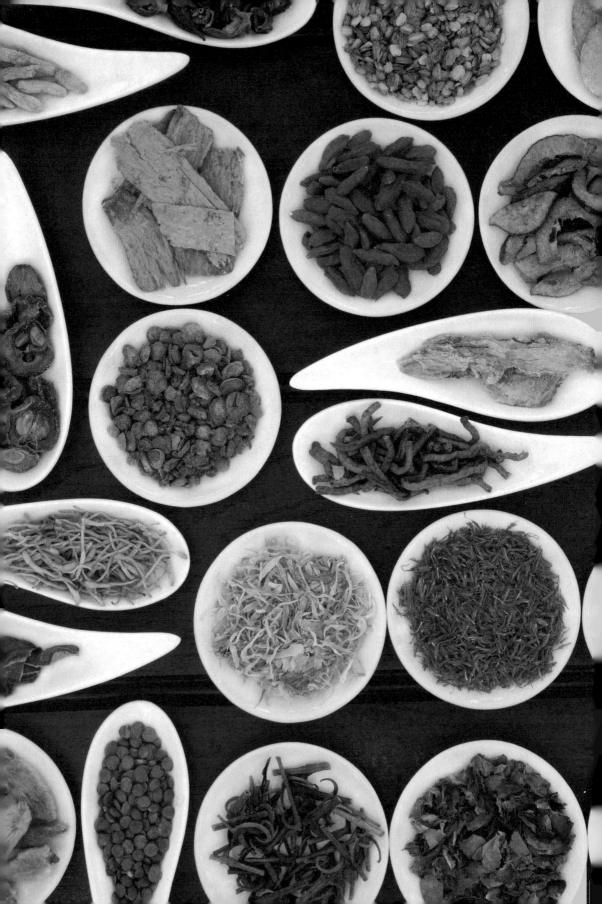

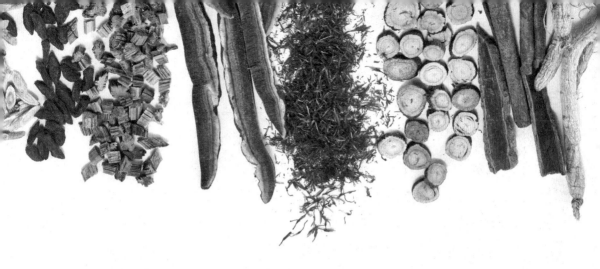

产后编上卷

产后总论

　　凡病起于血气之衰，脾胃之虚。而产后尤甚。是以丹溪先生论产后，必大补气血为先，虽有他症，以末治之，斯言尽治产之大旨。若能扩充立方，则治产可无过矣。夫产后忧、惊、劳、倦，气血暴虚，诸症乘虚易入，如有气毋专耗散，有食毋专消导；热不可用芩、连，寒不可用桂、附；寒则血块停滞，热则新血崩流。至若中虚外感，见三阳表症之多，似可汗也，在产后而用麻黄，则重竭其阳；见三阴里症之多，似可下也，在产后而用承气，则重亡阴血。耳聋胁痛，乃肾虚恶露之停，休用柴胡。谵语出汗，乃元弱似邪之症，非同胃实。厥由阳气之衰，无分寒热，非大补不能回阳而起弱。痉因阴血之亏，不论刚柔，非滋荣不能舒筋而活终。乍寒乍热，发作无期，症似疟也，若以疟治，迁延难愈。言论无伦，神不守舍，病似邪也，若以邪治，危亡可待。去血过多而大便燥结，肉苁蓉加于生化，非润肠承气之能通。去汗过多而小便短涩，六君子倍加参、芪，必生津助液之可利。加参生化汤频服，救产后之危；长生活命丹屡用，苏绝谷之人。

　　疝脱肛，多是气虚下陷，补中益气之方，口噤拳挛，乃因血燥类风，加参生化之剂。产户入风而痛甚，服宜羌活养荣汤。玉门伤凉而不闭，洗宜虫麻儿黄硫散。怔忡惊悸，生化汤加以定志。似邪恍惚，安神丸助以归脾。因气而闷满虚烦，生化汤加木香为佐。因食而嗳酸恶食，六君子加神曲、麦芽为良。苏木、莪术大能破血；青皮、枳壳，最消满胀。一应耗气破血之剂，汗吐宣下之法，只可施诸壮实，岂宜用于胎产。大抵新产后，先问恶露如何，块痛未除，不可遽加参术；腹中痛止，补中益气无疑。至若亡阳脱汗，气虚喘促，频服加参生化汤，是从权也。又如亡阴火热，血崩厥晕，速煎生化原方，是救急也。王太仆云："治下补下，治以急缓，缓则道路达而力微，急则气味浓而力重。"故治产当遵丹溪而固本，服法宜效太仆以频加。凡付生死之重寄，须着意于极危；欲求俯仰之无亏，用存心于爱物。此虽未尽产症之详，然所闻一症，皆援近乡治验为据，亦未必无小补云。

产前后方症宜忌

🌿 正产

正产者，有腹或痛或止，腰胁酸痛；或势急而胞未破，名弄胎，服八珍汤加香附自安。有胞破数日而痛尚缓，亦服上药俟之。

🌿 伤产

伤产者，胎未足月，有所伤动，或腹痛脐痛，或服催生药太早，或产母努力太过，逼儿错路，不能正产，故临月必举动从容，不可多睡饱食饮酒，但觉腹中动转，即正身仰卧，待儿转顺，与其临时费力，不如先时慎重。

🌿 调产

调产者，产母临月，择稳婆、办器用、备参药，产时不可多人喧闹，二人扶身，或凭物站。心烦，用滚水调白蜜一匙，独活汤更妙；或饥，服糜粥少许，勿令饥渴。有生息未顺者，只说有双胎，或胎衣不下，勿令产母惊恐。

催生

催生者，因坐草太早，困倦难产，用八珍汤，稍佐以香附、乳香，以助血气。胞衣早破，浆血已干，亦用八珍汤。

冻产

冻产者，天寒血气凝滞，不能速生，故衣裳宜厚，产室宜暖，背心下体尤要。

热产

热产者，暑月宜温凉得宜。若产室人众，热气蒸逼，致头痛面赤昏晕等症，宜饮清水少许以解之。然风雨阴凉，亦当避之。

横产

横产者，儿居母腹，头上足下，产时则头向下，产母若用力逼之，胎转至半而横，当令产母安然仰卧，令其自顺。稳婆以中指挟其肩，勿使脐带羁绊。用催生药，努力即生。

当归、紫苏各三钱，长流水煎服即下。

一方：

用好京墨服之即下。

一方：

用益母草六两浓煎，加童便一大杯调服即下。

盘肠产

盘肠产者，产则子肠先出，然后生子，其肠或未即收，以蓖麻子四十九粒，研碎涂头上，肠收，急急洗去，迟则有害。

又方：

只用四十粒，去皮研为膏，涂顶中，收即拭之。

难产

难产者，交骨不开，不能生产也，服加味芎归汤，良久即下。

加味芎归汤

【药物组成】小川芎 一两　当归 一两　败龟板 一个，酒炙　妇人发灰 一握　水 一钟

【用法用量】煎七分服。

🌿 死产

死产者，子死腹中也。验母舌青黑，其胎已死。先用平胃散一服，酒水各一钟，煎八分，投朴硝煎服，即下。

用童便亦好，后用补剂调理。

🌿 下胞

胞衣不下，用滚酒送下失笑散一剂，或益母丸，或生化汤送鹿角灰一钱，或以产母发入口作吐，胞衣即出。有气虚不能送出者，腹必胀痛，单用生化汤。

🌱 生化汤

【药物组成】全当归 一两　川芎 三钱　白术 一钱　香附 一钱

【用法用量】加人参三钱更妙，用水煎服。

一方：

用蓖麻子二两、雄黄二钱，研膏，涂足下涌泉穴，衣下，急速洗去。

🌱 平胃散

【药物组成】南苍术（米泔水浸炒）、厚朴（姜炒）、陈皮、炙甘草 各二钱

【用法用量】共为粗末，或水煎，或酒煎，煎成时加朴硝二钱，再煎一二沸，温服。

🌱 失笑散

【药物组成】五灵脂、蒲黄

【用法用量】上药俱研为细末，每服三钱，热酒下。

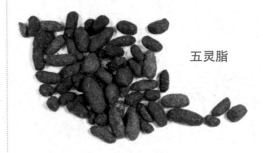

五灵脂

🌿 断脐

断脐，必以绵裹咬断为妙。如遇天寒，或因难产，母子劳倦，宜以大麻油纸拈，徐徐烧断，以助元气。虽儿已死，令暖气入脐，多得生，切勿以刀断之。

🌿 滑胎散

临月常服数剂以便易生。

【药物组成】当归 三五钱　川芎 五七钱　杜仲 二钱　熟地 三钱　枳壳 七分　山药 二钱

【用法用量】水二钟，煎八分，食前温服。如气虚体弱人，加人参、白术，随宜服之；如便实多带滞者，加牛膝二钱。

🌿 治产秘验良方

治横生逆产，至数日不下，一服即下；有未足月，忽然胎动，一服即安；或临月先服一服，保护无虞，更能治胎死腹中，及小产伤胎无乳者，一服即如原体。

【药物组成】全当归、川芎 各一钱五分　川贝母 一钱，去心　荆芥穗、黄芪 各八分　厚朴 姜炒　菟丝子 一钱二分　蕲艾、红花 各七分　甘草 五分　羌活 六分，面炒　枳壳 六分，面炒　白芍 一钱二分，冬月不用

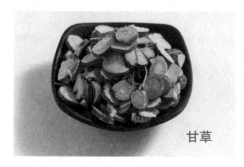

甘草

【用法用量】上十三味，只用十二味，不可加减。安胎去红花；催生去蕲艾。用井水钟半、姜三片为引，热服，渣用水一钟，煎半钟，热服。如不好，再用水一钟，煎半钟，服之即效，不用二剂。

催生兔脑丸

治横生逆产神效。

【药物组成】腊月兔脑髓 一个　母丁香 一个　乳香 一钱，另研　麝香 一分

【用法用量】兔脑为丸，芡实大，阴干密封，用时以温酒送下一丸。

夺命丹

临产未产时，目翻口噤，面黑唇青，口中吐沫，命在须臾。若脸面微红，子死母活，急用。

【药物组成】蛇退、蚕故子 烧灰不存性　发灰 一钱　乳香 五分

【用法用量】共为细末，酒下。

加味芎归汤

治子宫不收，产户不闭。

【药物组成】人参 二钱　黄芪

产后编上卷

091

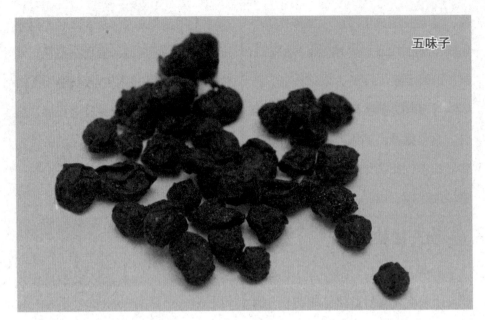

五味子

一钱　当归 二钱　升麻 八分　川芎 一钱

炙甘草 四分　五味子 十五粒

【用法用量】再不收，加半夏八分，白芍八分，酒炒。

新产治法

生化汤先连进二服。若胎前素弱妇人，见危症热症堕胎，不可拘帖数，服至病退乃止。若产时劳甚，血崩形脱，即加人参三四钱在内，频服无虞。若气促亦加人参，加参于生化汤者，血块无滞，不可以参为补而弗用也。有治产不用当归者，见偏之甚。此方处置万全，必无一失。世以四物汤治产，地黄性寒滞血，芍药微酸无补，伐伤生气，误甚。

产后用药十误

一、因气不舒而误用耗气顺气等药，反增饱闷，陈皮用至五分，禁枳实、厚朴；二、因伤气而误用消导，反损胃气，至绝谷，禁枳壳、大黄、蓬、棱、曲、朴；三、因身热而误用寒凉，必致损胃增热，禁芩、连、栀、柏、升柴；四、因日内未曾服生化汤，勿用参、芪、术，以致块痛不消；五、毋用地黄以滞恶露；六、毋用枳壳、牛膝、枳实以消块；七、便秘，毋用大黄、芒硝；八、毋用苏木、棱、蓬以行块，芍药能伐气，不可用；九、毋用山楂汤以攻块定痛，而反损新血；十、毋轻服济坤丹以下胎下胞。

产后危疾诸症，当频服生化汤，随症加减，照根据方论。

🌿 产后寒热

凡新产后，荣卫俱虚，易发寒热，身痛腹痛，决不可妄投发散之剂，当用生化汤为主，稍佐发散之药。产后脾虚，易于停食，以致身热，世人见有身热，便以为外感，遽然发汗，速亡甚矣，当于生化汤中加扶脾消食之药。大抵产后先宜补血，次补气。若偏补气而专用参，非善也。产后补虚，用参、芪、芎、归、白术、陈皮、炙甘草，热轻则用茯苓淡渗之药，其热自除，重则加干姜。或云大热而用姜何也？曰此热非有余之热，乃阴虚内生热耳。盖干姜能入肺分，利肺气，又能入肝分，引众药生血，然必与阴血药同用之。产后

恶寒发热腹痛者，当主恶血；若腹不痛，非恶血也。

产后寒热，口眼歪邪，此乃气血虚甚，以大补为主。左手脉不足，补血药多于补气药；右手脉不足，补气药多于补血药，切不可用小续命等发散之药。

🌿 胎前患伤寒、疫症、疟疾、堕胎等症

胎前或患伤寒、疫症、疟疾，热久必致堕胎，堕后愈增热，因热消阴血，而又继产失血故也。治者甚勿妄论伤寒、疟疫未除，误投栀子豉汤、柴、芩、连、柏等药。虽或往来潮热，大小便秘，五苓、承气等药，断不可用。只重产轻邪，大补气血，频服生化汤。如形脱气脱，加生脉散以防血晕。盖川芎味辛能散，干姜能除虚火，虽有便秘烦渴等症，只多服生化汤，自津液生而二便通矣。若热用寒剂，愈虚中气，误甚。

产后编上卷

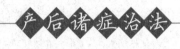

血 块

此症勿拘古方，妄用苏木、蓬、棱，以轻人命。其一应散血方、破血药，俱禁用。虽山楂性缓，亦能害命，不可擅用，惟**生化汤**系血块圣药也。

🌿生化汤

【药物组成】 当归 八钱　川芎 三钱　桃仁 十四粒，去皮、尖，研　黑姜 五分　炙甘草 五分

【用法用量】 用黄酒、童便各半，煎服。

【方解】 又益母丸、鹿角灰，就用生化汤送下一钱，外用烘热衣服，暖和块痛处，虽大暑亦要暖和块痛处。有气不运而晕迷厥，切不可妄说恶血抢心，只服生化汤为妙。俗有生地、牛膝行血；山棱、蓬术败血；山楂、砂糖消块；蕲艾、椒酒定痛，反致昏晕等症，切不可妄用。二三四日内，觉痛减可揉，乃虚痛也，宜加参生化汤。

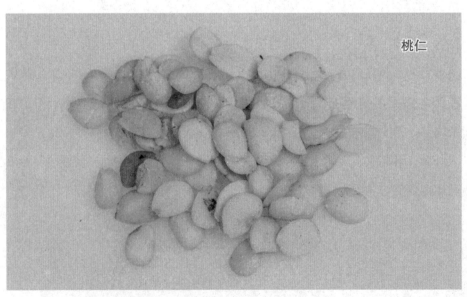

桃仁

如七日内，或因寒凉食物，结块痛甚者，加入肉桂八分（一作三分）于生化汤内。如血块未消，不可加参、芪，用之则痛不止。总之，慎勿用峻利药，勿多饮姜椒艾酒，频服生化汤，行气助血，外用热衣以暖腹。如用红花以行之，苏木、牛膝以攻之，则误。其胎气胀，用乌药、香附以顺之；枳壳、厚朴以舒之，甚有青皮、枳实、苏子以下气定喘；芩、连、栀子、黄柏以退热除烦。至于血结更甚，反用承气汤下之而愈结；汗多小便短涩，反用五苓散通之而愈秘，非徒无益，而又害之也。

凡儿生下，或停血不下，半月外尚痛，或外加肿毒，高寸许，或身

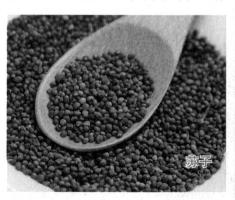

苏子

热，减饮食，倦甚，必用生化汤加三棱、蓬莪术、肉桂等，攻补兼治，其块自消。如虚甚，食少泄泻，只服此帖定痛，且健脾胃，进食止泻，然后服消块汤。

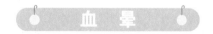

加味生化汤

治血块日久不消，半月后方可用之。

【药物组成】川芎 一钱　当归 三钱　肉姜 四分　桃仁 十五粒　三棱 醋炒，六分　元胡 六分　肉桂 六分　炙甘草 四分

血　晕

分娩之后，眼见黑花，头眩昏晕，不省人事者：一因劳倦甚而气竭神昏；二因大脱血而气欲绝；三因痰火乘虚泛上而神不守。当急服生化汤二三帖，外用韭菜细切，纳有嘴瓶中，用滚醋二钟冲入瓶内，急冲产母鼻中，即醒。若偏信古方，认为恶血

抢心，而轻用散血之剂；认为疫火，而用无补消降之方，误甚矣。

如晕厥牙关紧闭，速煎生化汤，挖开口，将鹅毛探喉，酒盏盛而灌之。如灌下腹中渐温暖，不可拘帖数，外用热手在单衣上，从心揉按至腹，常热火暖之，一两时，服生化汤四帖完，即神清。始少缓药，方进粥，服至十服而安。故犯此者，速灌药火暖，不可弃而不救。若在冬月，妇人身欠暖，亦有大寒，临产时必预煎生化汤，预烧秤锤硬石子，候儿下地，连服二三帖。又产妇枕边，行

醋韭投醋瓶之法，决无晕症。又儿生时，合家不可喜子而慢母，产母不可顾子忘倦，又不可产讫即卧，或忿怒逆气，皆致血晕，慎之，慎之！

加味生化汤

治产后三等血晕症。

【药物组成】川芎 三钱　　当归 六钱　黑姜 四分　桃仁 十粒　炙甘草 五分　荆芥 四分，炒黑

【用法用量】大枣，水煎服。

【方解】劳倦甚而晕，及血崩气脱而晕，并宜速灌两服。如形色脱，或汗出而脱，皆急服一帖，即加

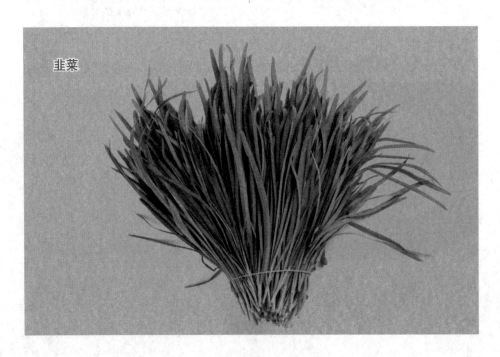

韭菜

人参三四钱（一加肉桂四分），决不可疑参为补而缓服。痰火乘虚泛上而晕，方内加橘红四分。虚甚加人参二钱。肥人多痰，再加竹沥七分，姜汁少许，总不可用棱术破血等方。其血块痛甚，兼送益母丸，或鹿角灰，或元胡散，或独胜散、上消血块方，服一服即效，不必易方，从权救急。

加参生化汤

治产后形色脱晕，或汗多脱晕。

【药物组成】 人参 三钱，有倍加至五钱者 川芎 二钱 当归 五钱 炙甘草 四分 桃仁 十粒 炮姜 四分

【用法用量】 大枣，水煎服。

【方解】 脉脱形脱，将绝之症，必服此方，加参四五钱，频频灌之。产后血崩、血晕，兼汗多，宜服此方。无汗不脱，只服本方，不必加参。左尺脉脱，亦加参。此方治产后危急诸症，可通用，一昼一夜，必须服三四剂，若照常症服，岂能接将绝之气血，扶危急之变症耶！产后一二日，血块痛虽未止，产妇气血虚脱，

或晕或厥、或汗多，或形脱，口气渐凉，烦渴不止，或气喘急，无论块痛，从权用加参生化汤。病势稍退，又当减参，且服生化汤。

加减法：血块痛甚加肉桂七分；渴加麦冬一钱，五味十粒；汗多加麻黄根一钱。如血块不痛，加炙黄芪一钱以止汗；伤饭食面食，加炒神曲一钱，麦芽五分（炒）；伤肉食，加山楂五个，砂仁四钱（炒）。

厥 症

妇人产有用力过多，劳倦伤脾，故逆冷而厥，气上胸满，脉去形脱，非大补不可，岂钱数川芎、当归能回阳复神乎！必用加参生化汤，倍参，进二剂，则气血旺而神自生矣，厥自止矣。若服药而反渴，另有生脉散，独参代茶饮，救脏之燥。如四肢逆冷，又泄痢类伤寒阴症，又难用四逆汤，必用倍参生化汤，加附子一片，可以回阳止逆，又可以行参、归之力。立二方于下分先后。

产后编上卷

加参生化汤

治产后发厥，块痛未止，不可加芪、术。

【药物组成】川芎 二钱　当归 四钱　炙甘草 五分　炮姜 四分，一作黑姜　桃仁 十粒，去皮、尖，研　人参 二钱

【用法用量】枣，水煎。进二服。

滋荣益气复神汤

治产后发厥，问块痛已除可服此方。

【药物组成】人参 三钱　黄芪 一钱，蜜炙　白术 一钱，土炒　当归 三钱

炙甘草 四分　陈皮 四分　五味子 十粒　川芎 一钱　熟地 一钱　麦芽 一钱　枣 一枚

【用法用量】水煎服。

【方解】手足冷，加附子五分；汗多，加麻黄根一钱，熟枣仁一钱；妄言妄见，加益智、柏子仁、龙眼肉；大便实，加肉苁蓉二钱。大抵产后晕厥二症相类。但晕在临盆，症急甚于厥，宜频服生化汤几帖，块化血旺，神清晕止；若多气促形脱等症，必加参、芪。厥在分娩之后，宜倍参生化汤，止厥以复神，并补气血也，非如上偏补气血而可愈也。要知

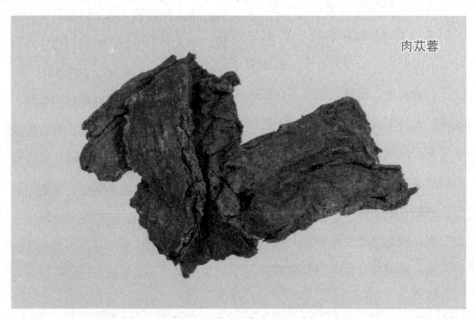

肉苁蓉

晕有块痛，芪、术不可加；厥症若无块痛，芪、术、地黄，并用无疑也。

血 崩

产后血大来，审血色之红紫，视形色之虚实。如血紫有块，乃当去其败血也，止留作痛，不可论崩。如鲜红之血，乃是惊伤心不能生血，怒伤肝不能藏血，劳伤脾不能统血，俱不能归经耳，当以崩治，先服生化汤几帖，则行中自有补。

若形脱汗多气促，宜服倍参生化汤几帖以益气，非棕灰之可以止。如产后半月外崩，又宜升举大补汤治之，此症虚极，服药平稳，未见速效，须二十帖后，诸症顿除。

✿ 生血止崩汤

治产后血崩。

【药物组成】川芎 一钱　当归 四钱　黑姜 四分　炙甘草 五分　桃仁 十粒　荆芥 五分,炒黑　乌梅 五分,灰　蒲黄 五分,炒　枣

【用法用量】水煎服。

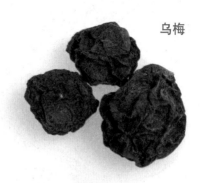

乌梅

【方解】凡止崩用荆芥，俱宜炒黑。

鲜红血大来，荆芥穗（炒黑）、白芷各五分。血竭形败，加参三四钱；汗多气促，亦加参三四钱；无汗，形不脱，气促，只服生化汤，多服则血自平。有言归、芎但能活血，甚误！

【禁忌】忌姜、椒、热物、生冷。

✿ 升举大补汤

滋荣益气。如有块动，只服前方，芪、术勿用。

【药物组成】黄芪、白术、陈皮 各四分　人参 二钱　炙甘草、升麻 各四分　当归、熟地 各二钱　麦冬 一钱　川芎 一钱　白芷 四分　黄连 三分,炒　荆芥穗 四分,炒黑

产后编上卷

【用法用量】汗多，加麻黄根一钱、浮麦炒一小撮；大便不通，加肉苁蓉一钱，禁用大黄。气滞，磨木香三分；痰，加贝母六分、竹沥姜汁少许；寒嗽，加杏仁十粒、桔梗五分、知母一钱；惊，加枣仁、柏子仁各一钱；伤饭，加神曲、麦芽各一钱；伤肉食，加山楂、砂仁各八分，俱加枣、水煎。身热不可加连、柏；伤食怒气，均不可专用耗散无补药。凡年老虚人患崩，宜升举大补汤。

【方解】 按症虚极，注中有"身热不可加连、柏"云云。后复神汤项下注，有宜用此汤"少佐黄连坠火"云云。设无火可坠，此方内并无热药，无须反佐，恐黄连未可轻用，此处最宜详慎。又注中寒嗽、加有知母，既系寒嗽，知母亦未可擅用。

（按：此条疑原刊"寒"字有误。）

气短似喘

因血脱劳甚，气无所恃，呼吸止息，违其常度，有认为痰火，反用散气化痰之方，误人性命，当以大补

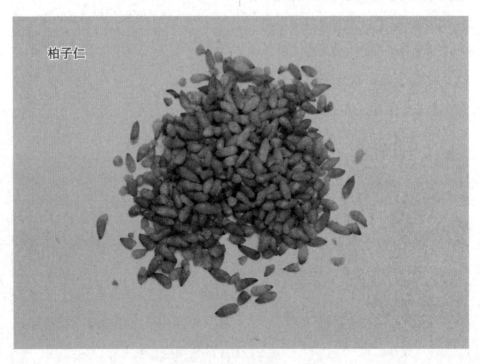

柏子仁

血为主。如有块，不可用参、芪、术；无块，方可用本方，去桃仁，加熟地并附子一片；足冷，加熟附子一钱，及参、术、陈皮，接续补气养荣汤。

加参生化汤

治分娩后即患气短者。有块不可加芪、术。

【药物组成】川芎 二钱　当归 四钱　炙甘草 五分　黑姜 四分　桃仁 十粒，去皮尖，研　人参 二钱

【用法用量】引加枣一枚，连进二三帖后，再用后方。

补气养荣汤

治产后气短促。血块不痛，宜服此方。

【药物组成】黄芪 一钱　白术 一钱　当归 四钱　人参 三钱　陈皮 四分　炙甘草 四分　熟地 二钱　川芎 二钱　黑姜 四分

【方解】如手足冷，加熟附子一钱；汗多，加麻黄根一钱、浮麦一小撮；渴，加麦冬一钱、五味子十粒；大便不通，加肉苁蓉一钱、麻仁一撮；伤面饭，加炒神曲一钱、炒麦芽一钱；伤肉食，加山楂、砂仁各五分。

【附注】麦芽有回乳之害，用者慎之！黄芪、白术一作各二钱。凡止汗用浮麦宜炒。

妄言妄见

由气血虚，神魂无根据也，治当论块痛有无缓急。若块痛未除，先服生化汤二三帖，痛止；继服加参生化汤，或补中益气汤，加安神定志丸调服之。若产日久，形气俱不足，即当大充气血，安神定志，服至药力充足，其病自愈。勿谓邪祟，若喷以法水惊之，每至不救。屡治此症，服药至十数帖方效。病虚似邪，欲除其邪，先补其虚，先调其气，次论诸病，此古人治产后虚症，及年老虚喘，弱人妄言，所当用心也。

安神生化汤

治产后块痛未止，妄言妄见症，未可用芪、术。

产后编上卷

101

【药物组成】川芎 一钱　柏子仁 一钱　人参 一二钱　当归 二三钱　茯神 二钱　桃仁 十二粒　黑姜 四分　炙甘草 四分　益智 八分,炒　陈皮 三分　枣

【用法用量】水煎服。

滋荣益气复神汤

块痛已止，妄言妄见，服此方即愈。

【药物组成】黄芪、白术、麦冬、川芎、柏子仁、茯神、益智 各一钱　陈皮 三分　人参、熟地 各二钱　炙甘草 四分　五味子 十粒　枣仁 十粒,一钱　莲子 八枚　元肉 八个　枣

【方解】产后血崩、血脱、气

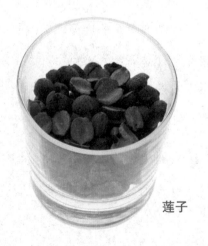

莲子

喘、气脱、神脱妄言，虽有血气阴阳之分，其精散神去一也。比晕后少缓，亦危症也。若非厚药频服，失之者多矣。误论气实痰火者，非也。新产有血块痛，并用加参生化汤，行中有补，斯免滞血血晕之失也。其块痛止，有宜用升举大补汤，少佐黄连，坠火以治血脱，安血归经也；有宜用倍参补中益气汤，少佐附子，助参以治气脱，摄气归渊也；有宜用滋荣益气复神汤，少佐痰剂，以清心火，安君主之官也。

伤　食

新产后禁膏粱，远厚味。如饮食不节，必伤脾胃，治当扶元，温补气血，健脾胃。审伤何物，加以消导诸药。生化汤加神曲、麦芽以消面食；加山楂、砂仁以消肉食；如寒冷之物，加吴萸、肉桂；如产母虚甚，加人参、白术。又有块，然后消补并治，无有不安者。屡见治者不重产后之弱，惟知速消伤物，反损真气，益增满闷，可不慎哉！

加味生化汤

治血块未消，服此以消食。

【药物组成】川芎 二钱 当归 五钱 黑姜 四分 炙甘草 五分 桃仁 十粒

【用法用量】问伤何物，加法如前，煎服。

健脾消食生化汤

治血块已除，服此消食。

【药物组成】川芎 一钱 人参、当归 各二钱 白术 一钱半 炙甘草 五分

炙甘草

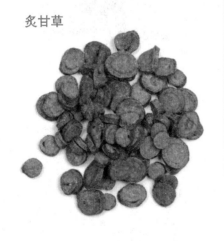

【方解】 审伤何物，加法如前。如停寒物日久，脾胃虚弱，恐药不能运用，可用揉按，炒神曲熨之，

更妙。凡伤食误用消导药，反绝粥几日者，宜服此方。

忿 怒

产后怒气逆，胸膈不利，血块又痛，宜用生化汤去桃仁；服时磨木香二分在内，则块化怒散，不相悖也。若轻产重气，偏用木香、乌药、枳壳、砂仁之类，则元气反损，益增满闷。又加怒后即食，胃弱停闷，当审何物，治法如前。慎勿用木香、槟榔丸、流气引子之方，使虚弱愈甚也。

木香生化汤

治产后血块已除因受气者。

【药物组成】川芎 二钱 当归 六钱 陈皮 三分 黑姜 四分

【用法用量】服时磨木香二分在内。

【方解】 此方减桃仁，用木香、陈皮。前有减干姜者，详之。

健脾化食散气汤

治受气伤食无块痛者。

【药物组成】白术 二钱 当归 二钱 川芎 一钱 黑姜 四分 人参 二钱 陈皮 三钱

【用法用量】审伤何物,加法如前。大抵产后忿怒气逆及停食二症,善治者,重产而轻怒气消食,必以补气血为先,佐以调肝顺气,则怒郁散而元不损;佐以健脾消导,则停食行而思谷矣。若专理气消食,非徒无益,而又害之。

【附注】陈皮一作三分。又有炙甘草四分,存参。

类 疟

产后寒热往来,每日应期而发,其症似疟,而不可作疟治。夫气血虚而寒热更作,元气虚而外邪或侵,或严寒、或极热、或昼轻夜重、或日晡寒热,绝类疟症,治当滋荣益气,以退寒热。有汗急宜止,或加麻黄根之类;只头有汗而不及于足,乃孤阳绝阴之危症,当加地黄、当归之类;如阳明无恶寒,头痛无汗,且与生化汤,加羌活、防风、连须、葱白

数根以散之。其柴胡清肝饮等方,常山、草果等药,俱不可用。

滋荣养气扶正汤

治产后寒热有汗,午后应期发者。

【药物组成】人参 二钱 炙黄芪、白术、川芎、熟地、麦冬、麻黄根 各一钱 当归 三钱 陈皮 四分 炙甘草 五分 枣

【用法用量】水煎服。

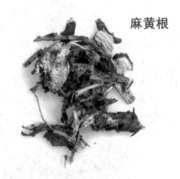

麻黄根

加减养胃汤

治产后寒热往来,头痛无汗类疟者。

【药物组成】炙甘草 四分 白茯苓 一钱 半夏 八分,制 川芎 一钱 陈皮 四分 当归 二钱 苍术 一钱 藿香 四分 人参 一钱

【用法用量】姜引煎服。

【方解】 有痰，加竹沥、姜汁、半夏、神曲，弱人兼服河车丸。凡久疟不愈，兼服**参术膏**以助药力。

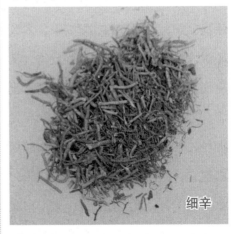 参术膏

【药物组成】 白术 一斤，米泔浸一宿，锉焙 人参 一两

【用法用量】 用水六碗，煎二碗，再煎二次，共汁六碗，合在一处，将药汁又熬成一碗，空心米汤化半酒盏。

类伤寒二阳症

产后七日内，发热头痛恶寒，毋专论伤寒为太阳症；发热头痛胁痛，毋专论伤寒为少阳症，二症皆由气血两虚，阴阳不和而类外感。治者慎勿轻产后热门，而用麻黄汤以治类太阳症；又勿用柴胡汤以治类少阳症。且产母脱血之后，而重发其汗，虚虚之祸，可胜言哉！昔仲景云："亡血家不可发汗。"丹溪云："产后切不可发表。"二先生非谓产后真无伤寒之兼症也，非谓麻黄汤、柴胡汤之不可对症也，诚恐后辈学业偏门而轻产，执成方而发表耳。谁知产后真感风感寒，生化中芎、姜亦能散之乎！

加味生化汤

治产后三日内发热头痛症。

【药物组成】 川芎、防风 各一钱 当归 三钱 炙甘草 四分 桃仁 十粒 羌活 四分

【附注】 一本无桃仁，有黑姜四分。

本去桃仁。然必须问有块痛与否，方可议去。服二帖后，头仍痛，身仍热，加白芷八分、细辛四分；如发热不退，头痛如故，加连须葱五个、人参三钱。产后败血不散，亦能

细辛

产后编上卷

作寒作热，何以辨之？曰：时有刺痛者，败血也；但寒热无他症者，阴阳不和也。刺痛用当归，乃和血之药；若乃积血而刺痛者，宜用红花、桃仁、归尾之类。

类伤寒三阴症

潮热有汗，大便不通，毋专论为阳明症；口燥咽干而渴，毋专论为少阴症；腹满液干，大便实，毋专论为太阳症；又汗出谵语便闭，毋专论为肠胃中燥粪宜下症。数症多由劳倦伤脾，运化稽迟，气血枯槁，肠腑燥涸，乃虚症类实，当补之症，治者勿执偏门轻产，而妄议三承气汤，以治类三阴之症也。间有少壮产后妄下，幸而无妨；虚弱产妇亦复妄下，多致不救。屡见妄下成膨，误导反结。又有血少，数日不通，而即下致泻不止者，危哉！《妇人良方》云：产后大便秘，若计其日期，饭食数多，即用药通之，祸在反掌。必待腹满觉胀，欲去不能者，反结在直肠，宜用猪胆汁润之。若日期虽久，饮食如常，腹

中如故，只用补剂而已。若服苦寒疏通，反伤中气、通而不止，或成痞满，误矣！

养正通幽汤

治产后大便秘结类伤寒三阴症。

【药物组成】川芎 二钱半　当归 六钱　炙甘草 五分　桃仁 十五粒　麻仁 二钱，炒　肉苁蓉 酒洗，去甲，一钱

【用法用量】汗多便实，加黄芪一钱，麻黄根一钱，人参二钱；口燥渴，加人参、麦冬各一钱；腹满溢便实，加麦冬一钱，枳壳六分，人参二钱，苁蓉一钱；汗出谵语便实，乃气血虚竭，精神失守，宜养荣安神，加茯神、远志、苁蓉各一钱，人参、白术各二钱，黄芪、白芷各一钱，柏子仁一钱。

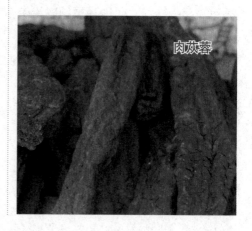
肉苁蓉

【方解】 以上数等大便燥结症，非用当归、人参至斤数，难取功效。大抵产后虚中伤寒，口伤食物，外症虽见头痛发热，或胁痛腰痛，是外感宜汗，犹当重产亡血禁汗。惟宜生化汤，量为加减，调理无失。又如大便秘结，犹当重产亡血禁下，宜养正助血通滞，则稳当矣。

润肠粥

治产后日久大便不通。

【药物组成】 芝麻 一升，研末 米 二合

【用法用量】 煮粥食，肠润即通。

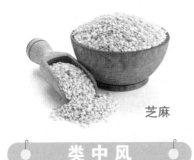

芝麻

类中风

产后气血暴虚，百骸少血濡养，忽然口噤牙紧，手足筋脉拘搐等症，类中风痫痉，虽虚火泛上有痰，皆当以末治之，勿执偏门，而用治风消痰之方，以重虚产妇也。治法

当先服生化汤，以生旺新血。如见危症，三服后，即用加参，益气以救血脱也；如有痰火，少佐橘红、炒芩之类，竹沥、姜汁亦可加之，黄柏、黄连切不可并用，慎之！

滋荣活络汤

治产后血少，口噤，项强，筋搐类中风症。

【药物组成】 川芎 一钱半 当归、熟地、人参 各二钱 黄芪、茯神、天麻 各一钱 炙甘草、陈皮、荆芥穗、防风、羌活 各四分 黄连 八分，姜汁炒

【用法用量】 有痰，加竹沥、姜汁、半夏；渴，加麦冬、葛根；有食，加山楂、砂仁以消肉食，神曲、麦芽以消饭食；大便闭，加肉苁蓉一钱半；汗多，加麻黄根一钱；惊悸，加枣仁一钱。

天麻丸

治产后中风，恍惚语涩，四肢不利。

【药物组成】 天麻 一钱 防风 一钱 川芎 七分 羌活 七分 人

107

参、远志、柏子仁、山药、麦冬 各一钱　枣仁 一两　细辛 一钱　南星曲 八分　石菖蒲 一钱

【用法用量】　上药研细末，炼蜜为丸，辰砂为衣，清汤下六七十丸。

【附注】　一本枣仁用一钱，细辛用四分，存参。

类　痓

产后汗多，即变痓者，项强而身反，气息如绝，宜速服加减生化汤。

加减生化汤

专治有汗变痓者。

【药物组成】　川芎、麻黄根 各一钱　当归 四钱　桂枝 五分　人参 一钱　炙甘草 五分　羌活 五分　天麻 八分　附子 一片　羚羊角 八分

【用法用量】　如无汗类痓者中风，用川芎三钱，当归一两（酒洗），枣仁、防风俱无份量。

【附注】　一本引用生姜一片，枣一枚。

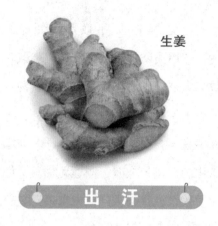

生姜

出　汗

凡分娩时汗出，由劳伤脾、惊伤心、恐伤肝也。产妇多兼三者而汗出，不可即用敛汗之剂，神定而汗自止。若血块作痛，术未可遽加，宜服生化汤二三帖，以消块痛，随继服加参生化汤，以止虚汗。若分娩后倦甚，然汗出，形色又脱，乃亡阳脱汗也；汗本亡阳，阳亡则阴随之，故又当从权，速灌加参生化汤，倍参以救危，毋拘块痛。妇人产多汗，当健脾以敛水液之精，益荣卫以嘘血归源，灌溉四肢，不使妄行。杂症虽有自汗盗汗之分，然当归六黄汤不可治产后之盗汗也，并宜服加参生化汤及加味补中益气二方；若服参而汗多不止，及头出汗而不至腰足，必难疗矣；如汗出而手拭不及者，不治。产后汗出

气喘等症，虚之极也，不受补者，不治。

🌿 麻黄根汤

治产后虚汗不止。

【药物组成】 人参 二钱　当归 二钱　黄芪 一钱半，炙　白术 一钱，炒　桂枝 五分　麻黄根 一钱　粉草 五分，炒　牡蛎 研，少许　浮麦 一大撮

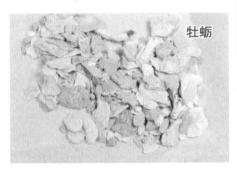

牡蛎

【用法用量】 虚脱汗多，手足冷，加黑姜四分，熟附子一片；渴加麦冬一钱，五味十粒。肥白人产后多汗，加竹沥一盏，姜汁一小匙，以清痰火。恶风寒，加防风、桂枝各五分；血块不落，加熟地三钱，晚服八味地黄丸。

🌿 八味地黄丸

治产后虚汗不止。

【药物组成】 山茱萸、山药、

丹皮、云苓 各八钱　泽泻 五钱　熟地 八钱　五味子 五钱　炙黄芪 一两

泽泻

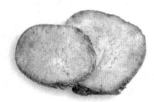

【用法用量】 炼蜜为丸。阳加于阴则汗，因而遇风，变为痉者有之，尤难治。故汗多，宜谨避风寒。汗多小便不通，乃亡津液故也，勿用利水药。

盗汗

产后睡中汗出，醒来即止，犹盗瞰入睡，而谓之盗汗，非汗自至之比。《杂症论》云："自汗阳亏，盗汗阴虚。"然当归六黄汤又非产后盗汗方也，惟兼气血而调治之，乃为得耳。

🌿 止汗散

治产后盗汗。

【药物组成】 人参 二钱　当归 二钱　熟地 一钱半　麻黄根 五分　黄连

产后编上卷

五分，酒炒　浮小麦 一大撮　枣 一枚

浮小麦

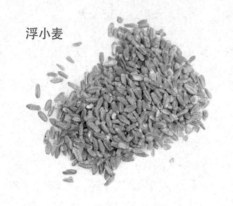

【用法用量】 虚脱汗多，手足冷，加黑姜四分，熟附子一片；渴加麦冬一钱，五味十粒。肥白人产后多汗，加竹沥一盏，姜汁一小匙，以清痰火。恶风寒，加防风、桂枝各五分；血块不落，加熟地三钱，晚服八味地黄丸。

又方：

【药物组成】 牡蛎 研细末，五分
小麦面 炒黄，研末

小麦面

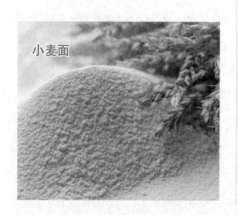

【附注】 一本牡蛎、小麦炒黄，各五分，空心调服。

口渴兼小便不利

产后烦躁，咽干而渴，兼小便不利，由失血汗多所致，治当助脾益肺，升举气血，则阳升阴降，水入经而为血为液，谷入胃而气长脉行，自然津液生而便调利矣。若认口渴为火，而用芩、连、栀、柏以降之，认小便不利为水滞，而用五苓散以通之，皆失治也。必因其劳损而温之益之，因其留滞而濡之行之，则庶几矣。

生津止渴益水饮

【药物组成】 人参、麦冬、当归、生地 各三钱　黄芪 一钱　葛根 一钱　升麻、炙甘草 各四分　茯苓 八分

葛根

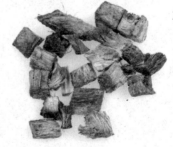

五味子 十五粒

【用法用量】 汗多，加麻黄根一钱，浮小麦一大撮；大便燥，加肉苁蓉一钱五分；渴甚，加生脉散，不可疑而不用。

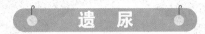

气血太虚，不能约束，宜八珍汤加升麻、柴胡，甚者加熟附子一片。

产后编上卷

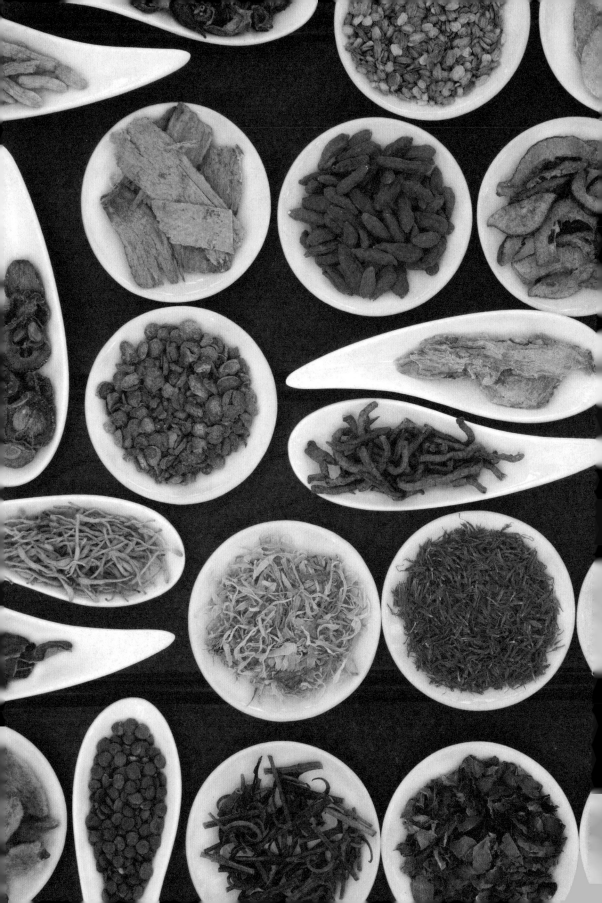

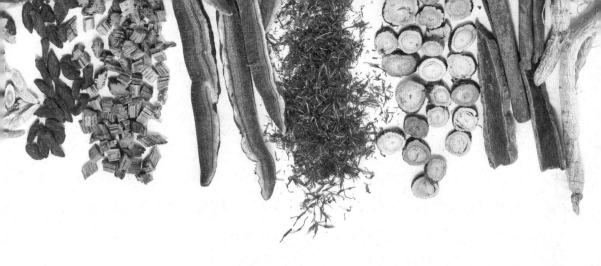

产后编下卷

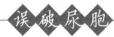

误破尿胞

产理不顺，稳婆不精，误破尿胞膀胱者，用参、芪为君，归、芎为臣，桃仁、陈皮、茯苓为佐，猪羊尿胞煎药，百服乃安。又方云：用生黄丝绢一尺，白牡丹皮根为末，白及末各二钱，水二碗，煮至绢烂如饴，服之，宜静卧，不可作声，名补脬饮，神效。

患 淋

由产后虚弱，热客于脬中，内虚频数，热则小便淋涩作痛曰淋。

🌿 茅根汤

凡产后冷热淋并治之。

【药物组成】石膏 一两　白茅根 一两　瞿麦、白茯苓 各五钱　葵子、人参、桃胶、滑石 各一钱　石首鱼头 四个

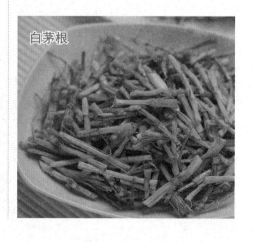

白茅根

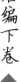

【用法用量】 灯心水煎，入齿末，空心服。

【附注】 一本小注载：症由内虚，方用石膏一两，无此治法，不可拘执陈方以致误人。一本石膏作一钱，无滑石。一作各等分。

又方：

治产后小便痛淋血。

【药物组成】 白茅根、瞿麦、葵子、车前子、通草 以上俱无份量　鲤鱼齿 一百个

【用法用量】 水煎服。亦入齿末。

【附注】 齿末，疑均是鲤鱼齿。

便　数

由脬内素有冷气，因产发动，冷气入脬故也。用赤石脂二两为末，空心服。

又方：

治小便数及遗尿。

【药物组成】益智仁二十八枚, 为末

【用法用量】米饮送下二钱。

桑螵散

【药物组成】 桑 三十个　人参、黄芪、鹿茸、牡蛎、赤石脂 各三钱

【用法用量】 为末，空心服二

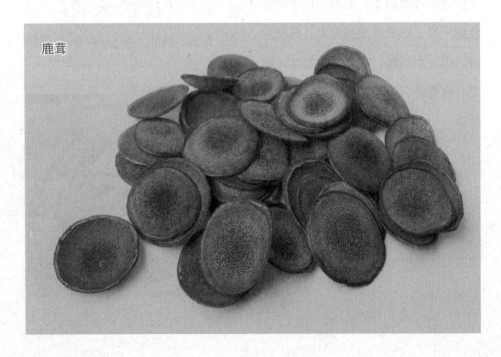

鹿茸

钱，米饮送下。

泻

产后泄泻，非杂症，有食泄、湿泄、水谷注下之论，大率气虚、食积与湿也。气虚宜补、食积宜消、湿则宜燥，然恶露未净，遽难骤燥，当先服生化汤二三帖，化旧生新，加茯苓以利水道，俟血生，然后补气以消食，燥湿以分利水道，使无滞涩虚虚之失。若产旬日外，方论杂症，尤当论虚实而治也。如痛下清水，腹鸣，米饮不化者，以寒泄治；如粪水黄赤，肛门作痛，以热泄治之；有因饮食过多，伤脾成泄，气臭如败卵，以食积治之；又有脾气久虚少食，食下即鸣，急尽下所食之物，方觉快者，以虚寒泄治之。治法寒则温之，热则清之，脾伤食积，分利健脾，兼消补虚，善为调治，无失也。产后虚泻，眠昏人不识，弱甚形脱危症，必用人参二钱，白术、茯苓各二钱，附子一钱，方能回生。若脉浮弦，按之不鼓，即为中寒，此盖阴先亡而阳欲去，速宜大补气血，加附子、黑姜以回元阳，万勿忽视。

加减生化汤

治产后块未消，患泻症。

【药物组成】川芎 二钱　茯苓 二钱　当归 四钱　黑姜 五分　炙甘草 五分　桃仁 十粒　莲子 八枚

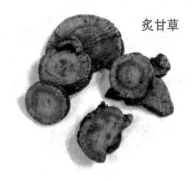

炙甘草

【用法用量】水煎，温服。

健脾利水生化汤

治产后块已除，患泻症。

【药物组成】川芎 一钱　茯苓 一钱半　归身 二钱　黑姜 四分　陈皮 五分　炙甘草 五分　人参 三钱　肉果 一个，制　白术 一钱，土炒　泽泻 八分

【用法用量】寒泻，加干姜八分；寒痛，加砂仁、炮姜各八分；热泻，加炒黄连八分；泻水腹痛，米饮不化，加砂仁八分，麦芽、山楂各一

产后编下卷

钱；泻有酸嗳臭气，加神曲、砂仁各八分。脾气久虚，泻出所食物方快，以虚寒论；泻水者，加苍术一钱以燥湿；脾气弱，元气虚，必须大补，佐消食清热却寒药。弱甚形色脱，必须第一方，参、术、苓、附，必用之药也。诸泻俱加升麻酒炒，莲子十粒。

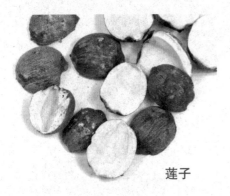

莲子

完谷不化

因产后劳倦伤脾，而运转稽迟也，名飧泄；又饮食太过，脾胃受伤，亦然，俗呼水谷痢是也。然产方三日内，块未消化，此脾胃衰弱，参、芪、术未可遽加，且服生化汤加益智、香砂，少温脾气，俟块消后，加参、芪、术补气，肉果、木香、砂仁、益智温胃，升麻、柴胡清胃气，泽泻、茯苓、陈皮以利水，为上策也。

加味生化汤

治产后三日内完谷不化，块未消者。

【药物组成】川芎 一钱 益智 一钱 当归 四钱 黑姜 四分 炙甘草 四分 桃仁 十粒 茯苓 一钱半

【附注】一本当归作三钱，有枣一枚。

参苓生化汤

治产后三日内块已消，谷不化，胎前素弱患此病者。

【药物组成】川芎 一钱 当归 二钱 黑姜 四分 炙甘草 五分 人参 二钱 茯苓 一钱 白芍 一钱，炒 益智 一钱，炒 白术 二钱，土炒 肉果 一个，制

【用法用量】泻水多，加泽泻、木通各八分；腹痛，加砂仁八分；渴，加麦冬、五味子；寒泻，加黑姜一钱，木香四分；食积，加神曲、麦芽消饭面，砂仁、山楂消肉食。产后泻痢日久，胃气虚弱，完谷不化，宜温助胃气，六君子汤加木香四分，制肉果一个。

【附注】一本有莲子八枚，去心，枣三枚。

痢

产后七日内外，患赤白痢，里急后重频并，最为难治。欲调气行血，而推荡痢邪，犹患产后元气虚弱；欲滋荣益气，而大补虚弱，又助痢之邪，惟生化汤减干姜，而代以木香、茯苓，则善消恶露，而兼治痢疾，并行而不相悖也。再服香连丸，以俟一二日后，病势如减，可保无虞。若产七日外，有患褐花色后重，频并虚痢，即当加补无疑。若产妇禀厚，产期已经二十余日，宜服生化汤加连、芩、厚朴、芍药行积之剂。

加减生化汤

治产后七日内患痢。

【药物组成】川芎 二钱 当归 五钱 炙甘草 五分 桃仁 十二粒 茯苓 一钱 陈皮 四分 木香 磨，三分

【用法用量】红痢腹痛，加砂仁八分。

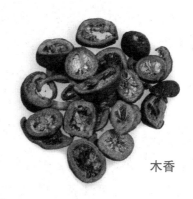
木香

青血丸

治噤口痢。

【药物组成】香连 为末 莲肉粉

【用法用量】上药含各一两半，和匀为丸，酒送下四钱。

【方解】凡产三四日后，块散，痢疾少减，共十症，开后根据治：

一、产后久泻：元气下陷，大便不禁，肛门如脱，宜服六君子汤，加木香四分，肉果一个（制），姜汁五分；二、产后泻痢：色黄，乃脾土真气虚损，宜服补中益气汤，加木香、肉果；三、产后伤面食：泻痢，宜服生化汤，加神曲、麦芽（一本神曲、麦芽下有各一钱）；四、产后伤

肉食：泻痢，宜服生化汤，加山楂、砂仁；五、产后胃气虚弱：泻痢，完谷不化，当温助胃气，宜服六君子汤，加木香四分，肉果一个（制）；六、产后脾胃虚弱：四肢浮肿，宜服六君子汤，加五皮散（见后水肿）；七、产后泻痢：无后重，但久不止，宜服六君子汤，加木香、肉果；八、产后赤白痢：脐下痛，当归、厚朴、黄连、肉果、甘草、桃仁、川芎；九、产后久痢：色赤，属血虚，宜四物汤，加荆芥、人参；十、产后久痢：色白，属气虚，宜六君子汤，加木香、肉果。

霍 乱

由劳伤气血，脏腑空虚，不能运化食物，及感冷风所致，阴阳升降不顺，清浊乱于脾胃，冷热不调，邪正相搏，上下为霍乱。

生化六和汤

治产后血块痛未除，患霍乱。

【药物组成】川芎 二钱　当归 四钱　黑姜、炙甘草、陈皮、藿香 各四分　砂仁 六分　茯苓 一钱

【用法用量】姜三片，煎。

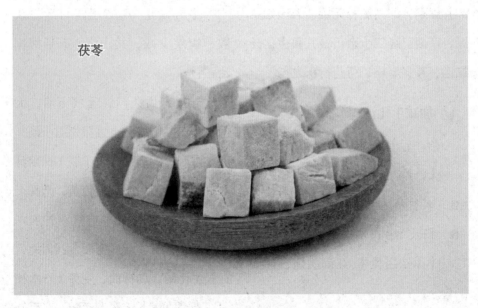

茯苓

🕊 附子散

治产后霍乱吐泻，手足逆冷，须无块痛方可服。

【药物组成】白术 一钱　当归 二钱　陈皮、黑姜、丁香、甘草 各四分

【用法用量】共为末，粥饮送下二钱。

【附注】一本有附子五分。

🕊 温中汤

治产后霍乱吐泻不止，无块痛者可服。

【药物组成】人参 一钱　白术 一钱半　当归 二钱　厚朴 八分　黑姜 四分

茯苓 一钱　草豆蔻 六分

【用法用量】姜三片，水煎服。

呕逆不食

产后劳伤脏腑，寒邪易乘于肠胃，则气逆呕吐而不下食也。又有瘀血未净而呕者，亦有痰气入胃，胃口不清而呕者，当随症调之。

🕊 加减生化汤

治产妇呕逆不食。

【药物组成】川芎 一钱　当归 三钱　黑姜、砂仁、藿香 各五分　淡竹叶 七片

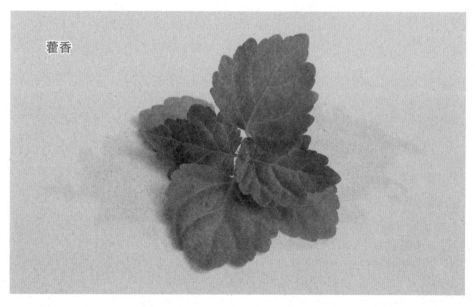

藿香

产后编下卷

【用法用量】 水煎，和姜汁二匙服。

温胃丁香散

治产后七日外呕逆不食。

【药物组成】 当归 三钱　白术 二钱　黑姜 四分　丁香 四分　人参 一钱　陈皮 五分　炙甘草 五分　前胡 五分　藿香 五分

【用法用量】 姜三片，水煎服。

石莲散

治产妇呕吐心冲目眩。

【药物组成】 石莲子 去壳、去心，一两半　白茯苓 一两　丁香 五分

【用法用量】 共为细末，米饮送下。

【附注】 一本有白术，无白茯苓。丁香作五钱，用者酌之。

生津益液汤

治产妇虚弱，口渴气少，由产后血少多汗内烦不生津液。

【药物组成】 人参、麦冬（去心）、茯苓 各一两　大枣、竹叶、浮小麦、炙甘草、栝楼根

【附注】 一本人参一钱，麦冬、茯苓三钱，存参。大渴不止，加芦根。

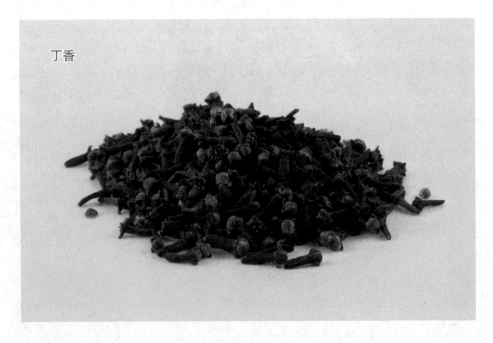

丁香

咳　嗽

治产后七日内，外感风寒，咳嗽鼻塞，声重恶寒，勿用麻黄以动汗；嗽而胁痛，勿用柴胡汤；嗽而有声，痰少面赤，勿用凉药。凡产有火嗽，有痰嗽，必须调理半月后，方可用凉药，半月前不当用。

加味生化汤

治产后外感风寒，咳嗽及鼻塞声重。

【药物组成】川芎 一钱　当归 二钱　杏仁 十粒　桔梗 四分　知母 八分

【用法用量】有痰，加半夏曲；虚弱有汗咳嗽，加人参。总之产后不可发汗。

【附注】知母一本作四分。

加参安肺生化汤

治产后虚弱，旬日内外感风寒，咳嗽声重有痰，或身热头痛及汗多者。

【药物组成】川芎 一钱　人参 一钱　知母 一钱　桑白皮 一钱　当归

二钱　杏仁 十粒，去皮、尖　甘草 四分　桔梗 四分　半夏 七分　橘红 三分

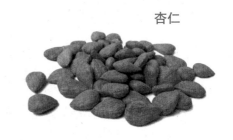

杏仁

【用法用量】虚人多痰，加竹沥一杯，姜汁半匙。

【附注】《咳嗽论》中，明示纵有火嗽，在半月前，犹不得轻用凉药，垂戒綦严，而第一与第二方中，均有知母；小注均有"外感风寒"云云。此必于既感之后，将蕴而为燥热，不得已而用之，小注未及申明。如谓不然，苟初感即用此凉品，岂不与前论显为枘凿，读者须会前人微意，庶不致用古方而自少权衡耳。

加味四物汤

治半月后干嗽有声，痰少者。

【药物组成】川芎、白芍、知母、栝楼仁 各一钱　生地、当归 各二钱　诃子 二钱　冬花 六分　桔梗 四分　甘

草 四分　兜铃 四分　生姜 一大片

水　肿

产后水气，手足浮肿，皮肤见光荣色，乃脾虚不能制水，肾虚不能行水也。必以大补气血为先，佐以苍术、白术、茯苓补脾。壅满，用陈皮、半夏、香附消之。虚人加人参、木通。有热，加黄芩、麦冬以清肺金。健脾利水，补中益气汤。七日外，用人参、白术各二钱，茯苓、白芍各一钱，陈皮五分，木瓜八分，紫苏、木通、大腹皮、苍术、厚朴各四分。大便不通，加郁李仁、麻仁各一钱。如因寒邪湿气伤脾，无汗而肿，宜姜皮、半夏、苏叶加于补气方，以表汗。

五皮散

治产后风湿客伤脾经，气血凝滞，以致面目浮虚，四肢肿胀气喘。

【药物组成】 五加皮、地骨皮、大腹皮、茯苓皮 各一钱　姜皮 一钱　枣 一枚

【用法用量】 水煎服。

【方解】 又云，产后恶露不净，停留胞络，致令浮肿，若以水气治之，投以甘遂等药，误矣！但服调经散，则血行而肿消矣。

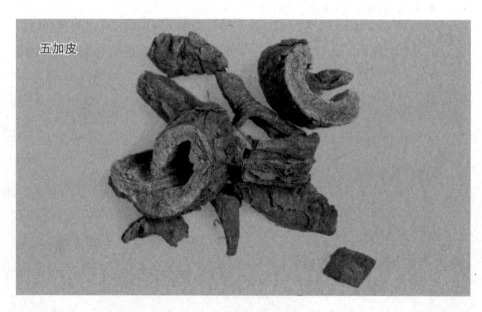

五加皮

调经散

【药物组成】没药、琥珀 另研，各一钱 肉桂、赤芍、当归 各一钱

【用法用量】上为细末，每服五分，姜汁、酒各少许，调服。

【附注】此方能调经治腹痛。

流 注

产后恶露流于腰臂足关节之处，或漫肿、或结块，久则肿起作痛，肢体倦怠，急宜用葱熨法以治外肿；内服参归生化汤以消血滞，无缓也。未成者消，已成者溃。

葱熨法

用葱一握，炙热，捣烂作饼，敷痛处，用厚布二三层，以熨斗，火熨之。

参归生化汤

【药物组成】川芎 一钱半 当归二钱 炙甘草 五分 人参 二钱 黄芪一钱半 肉桂 五分 马蹄香 二钱

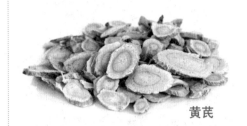

黄芪

【方解】此症若不补气血，节饮食，慎起居，未有得生者。如肿起作痛，起居饮食如常，是病气未深，形气未损，易治；若漫肿微痛，起居倦怠，饮食不足，最难治。或未成脓，未溃，气血虚也，宜服八珍汤；憎寒恶寒，阳气虚也，宜服十全人补汤；补后大热，阴血虚也，宜服四物汤，加参、术、丹皮；呕逆，胃气虚也，宜服六君子汤，加炮姜、干姜；食少体倦，脾气虚也，宜服补中益气汤；四肢冷逆，小便频数，肾气虚也，补中益气汤加益智仁一钱。神仙回洞散治产后流注恶露，日久成肿，用此宜导其脓，若未补气血旺，不可服此方。

产后编下卷

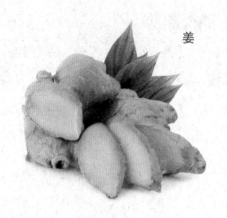
姜

膨 胀

其人素弱，临产又劳，中气不足，胸膈不利，而转运稽迟，若产后即服生化汤以消块止痛，又眼加参生化汤以健脾胃，自无中满之症。其膨胀，因伤食而误消，因气郁而误散，多食冷物而停留恶露；又因血虚大便燥结，误下而愈胀；殊不知气血两虚，血块消后，当大补气血，以补中虚。治者若但知伤食宜消，气郁宜散，恶露当攻，便结可下，则胃气反损，满闷益增，气不升降，湿热积久，遂成膨胀。岂知消导坐于补中，则脾胃强，而所伤食气消散；助血兼行，大便自通，恶露自行。

如产后中风，气不足，微满，误服耗气药而胀者，服补中益气汤。

补中益气汤

【药物组成】 人参 五分 当归 五分 白术 五分 白茯苓 一钱 川芎 四分 白芍 四分 莱菔子 四分 木香 三分

【附注】 一本人参、白术俱作一钱，当归作二钱，有姜一片。

如伤食，误服导药成胀，或胁下积块，宜服健脾汤。

健脾汤

【药物组成】 人参、白术、当归 各三钱 白茯苓、白芍、神曲、吴萸 各一钱 大腹皮、陈皮 各四分 砂仁、麦芽 各五分

【附注】 一本人参、白术作二钱。

如大便不通，误服下药成胀，及腹中作痛，宜服养荣生化汤。

养荣生化汤

【药物组成】 当归 四钱 白芍 一钱 白茯苓 一钱 人参 一钱 白术 二钱 陈皮 五分 大腹皮 五分 香附 五分 肉苁蓉 一钱 桃仁 十粒, 制

【用法用量】块痛，将药送四消丸。屡误下，须用参、归半斤。

【附注】一本无桃仁。

怔忡惊悸

由产忧惊劳倦，去血过多，则心中跳动不安，谓之怔忡；若惕然震惊，心中怯怯，如人将捕之状，谓之惊悸。

治此二症，惟调和脾胃，志定神清而病愈矣。如分娩后血块未消，宜服生化汤，且补血行块，血旺则怔定惊平，不必加安神定志剂。如块消痛止后患此，宜服加减养荣汤。

加减养荣汤

【药物组成】当归 二钱　川芎 二钱　茯神 一钱　人参 一钱　枣仁 一钱,炒　麦冬 一钱　远志 一钱　白术 一钱　黄芪 一钱,炙　元肉 八枚　陈皮 四分　炙甘草 四分

【用法用量】姜煎。虚烦加竹沥、姜汁，去川芎、麦冬，再加竹茹一团；加木香，即归脾汤。

养心汤

治产后心血不定，心神不安。

【药物组成】炙黄芪 一钱　茯神 八分　川芎 八分　当归 二钱　麦冬 一钱八分　远志 八分　柏子仁 一钱　人参 一钱半　炙甘草 四分　五味 十粒　姜

【用法用量】水煎服。

【附注】一本有元肉六枚。

骨蒸

宜服保真汤。先服清骨散。

柴胡梅连汤

即清骨散作汤，速效。

【药物组成】柴胡、前胡、黄连、乌梅（去核）各二两

【用法用量】上药共为末，再将猪脊骨一条，猪苦胆一个，韭菜白十根，各一寸，同捣成泥，入童便一酒盏，搅如稀糊，入药末，再捣，为丸如绿豆大，每服三四十丸，清汤送下。如上膈热多，食后服。此方凡男女骨蒸皆可用之，不专治产妇。

产后编下卷

125

保真汤

【药物组成】黄芪 六分　人参 二钱　白术 二钱,炒　炙甘草 四分　川芎 六分　当归 二钱　天冬 一钱　麦冬 二钱　白芍 二钱　枸杞 二钱　黄连 六分,炒　黄柏 六分,炒　知母 二钱　生地 二钱　五味 十粒　地骨皮 六分　枣 三枚,去核

【用法用量】水煎服。

【附注】一本无麦冬、黄连。

黄柏

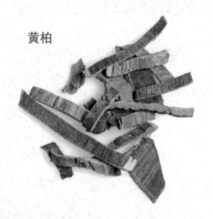

加味大造汤

治骨蒸劳热。若服清骨散、梅连丸不效服此方。

【药物组成】人参 一两　当归 一两　麦冬 八分　石斛 八分,酒蒸　柴胡 六钱　生地 二两　胡连 五钱　山药 一两　枸杞 一两　黄柏 七分,炒

【用法用量】先将麦冬、地黄捣烂,后入诸药同捣为丸,加蒸紫河车另捣,焙干为末,炼蜜丸。

【附注】一本麦冬、石斛俱作八钱,黄柏四分,酒炒。

心 痛

此即胃脘痛。因胃脘在心之下,劳伤风寒及食冷物而作痛,俗呼为心痛。心可痛乎!血不足,则怔忡惊悸不安耳。若真心痛,手足青黑色,旦夕死矣。治当散胃中之寒气,消胃中之冷物,必用生化汤,佐消寒食之药,无有不安。若绵绵而痛,可按止之,问无血块,则当论虚而加补也。产后心痛、腹痛,二症相似,因寒食与气上攻于心,则心痛;下攻于腹,则腹痛,均用生化汤加肉桂、吴萸等温散之药也。

🌿 加味生化汤

【药物组成】 川芎 一钱　当归 三钱　黑姜 五分　肉桂 八分　吴萸 八分　砂仁 八分　炙甘草 五分

【方解】 伤寒食，加肉桂、吴萸；伤面食，加神曲、麦芽；伤肉食，加山楂、砂仁；大便不通，加肉苁蓉。

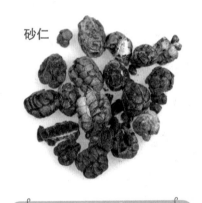

砂仁

腹　痛

先问有块无块。块痛，只服生化汤，调失笑散二钱，加元胡一钱；无块，则是遇风冷作痛，宜服**加减生化汤**。

🌿 加减生化汤

【药物组成】 川芎 一钱　当归 四钱　黑姜 四分　炙甘草 四分　防风 七分　吴萸 六分　白豆蔻 五分　桂枝 七分

【方解】 痛止去之。随伤食物，所加如前。

小腹痛

产后虚中，感寒饮冷，其寒下攻小腹作痛；又有血块作痛者；又产后血虚脐下痛者，并治之以**加减生化汤**。

🌿 加减生化汤

【药物组成】 川芎 一钱　当归 三钱　黑姜 四分　炙甘草 四分　桃仁 十粒

【方解】 有块痛者，本方中送前胡散，亦治寒痛；若无块，但小腹痛，亦可按而少止者，属血虚，加熟地三钱，前胡、肉桂各一钱，为末，名前朝胡散。

产后编下卷

127

虚 劳

指节冷痛，头汗不止。

【药物组成】 人参 三钱　　当归 三钱　　黄芪 二钱　　淡豆豉 十粒　　生姜 三片　　韭白 十寸　　猪肾 二个

【用法用量】 先将猪肾煮熟，取汁煎药八分，温服。

【附注】 一本有或用猪胃一个。先将胃略煮后再煎汤煮药。

遍身疼痛

产后百节开张，血脉流散，气弱则经络间血多阻滞，累日不散，则筋牵脉引，骨节不利，故腰背不能转侧，手足不能动履，或身热头痛，若误作伤寒，发表出汗，则筋脉动荡，手足发冷，变症出焉，宜服趁痛散。

趁痛散

【药物组成】 当归 一钱　　甘草、黄芪、白术、独活 各八分　　肉桂 八分　　桑寄生 一钱　　牛膝 八分　　薤白 五根　　姜 三片

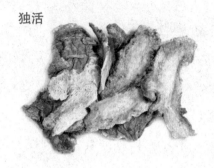

独活

【用法用量】 水煎服。

【附注】 一本无桑寄生。

腰 痛

由女人肾位系胞，腰为肾腑，产后劳伤肾气，损动胞络，或虚未复而风乘之也。

养荣壮肾汤

治产后感风寒，腰痛不可转。

【药物组成】 当归 二钱　　防风 四分　　独活、桂心、杜仲、续断、桑寄生 各八分

【用法用量】 生姜三片，水煎服。两贴后痛未止，属肾虚，加熟地三钱。

【方解】 一本有川芎八分。

加味大造丸

治产后日久，气血两虚，腰痛

肾弱。方见骨蒸条。

青娥丸

【药物组成】 当归 二钱　防风 四分　独活、桂心、杜仲、续断、桑寄生 各八分　胡桃 十二个　破故纸 八两，酒浸，炒　杜仲 一斤，姜汁炒，去丝

【用法用量】 为细末，炼蜜丸，淡醋汤送六十丸。

【附注】 胡桃一本作二十个。

桑寄生

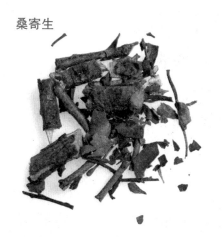

胁　痛

乃肝经血虚气滞之故。气滞，用四君子汤加青皮、柴胡；血虚，用四物汤加柴胡、人参、白术。若概用香燥之药，则反伤清和之气，无所生矣。

补肺散

治胁痛。

【药物组成】 山萸、当归、五味、山药、黄芪、川芎、熟地、木瓜、白术、独活、枣仁 各等分

【用法用量】 水煎服。

【附注】 一本山萸二钱，当归二钱，五味十粒，黄芪八分，川芎六分，熟地钱半，木瓜、白术各一钱，独活八分，枣仁一钱，姜一片，无山药，存参。

阴　痛

产后起居太早，产门感风作痛，衣被难近身体，宜用祛风定痛汤。

祛风定痛汤

【药物组成】 川芎 一钱　当归 三钱　独活、防风、肉桂、荆芥 各五分，炒黑　茯苓 一钱　地黄 二钱　枣 二枚

【用法用量】 煎服。

【方解】 又附阴疮阴蚀。阴中疮曰疮，或痛或痒，如虫行状，脓汁淋漓。阴蚀几尽者，由心肾烦郁，胃气虚弱，致气血流滞。经云："诸疮痛痒皆属于心。"治当补心养肾，外以药熏洗，宜用十全阴疮散。

🌱 十全阴疮散

【药物组成】 川芎、当归、白芍、地榆、甘草 各等分

【用法用量】 水五碗，煎二碗，去渣熏，日三夜四，先熏后洗。

【方解】 一方用蒲黄一升、水银二两，二味调匀搽。

一方用虾蟆、兔粪等分，为末，敷疮。

一方治疮虫食下部及五脏。取东南桃枝，轻打头散，以绵缠之。

一方用石硫黄末，将缚桃枝蘸而烟熏之。（按：此条宜与上条合看。）

一方截一短竹筒，先纳阴中，以桃枝烧烟熏之。

恶 露

恶露即系裹儿污血，产时恶露随下，则腹不痛而产自安。若腹欠温暖，或伤冷物，以致恶露凝块，日久不散，则虚症百出；或身热骨蒸，食少羸瘦；或五心烦热，月水不行，其块在两胁，动则雷鸣，嘈杂晕眩，发热似疟，时作时止，如此数症，治者欲泄其邪，先补其虚，必用补中益气汤送三消丸，则元气不损，恶露可消。

🌱 味补中益气汤

【药物组成】 人参 一钱　白术 二钱　当归 三钱　黄芪 一钱，炙　白芍 一钱　广皮 四分　甘草 四分　姜　枣

【用法用量】 煎服。

🌱 三消丸

治妇人死血食积痰三等症。

【药物组成】 黄连 一两，一半用吴萸煎汁去渣浸炒，一半用益智仁炒，去益智仁不用　川芎 五钱　莱菔子 一两五钱，炒　桃仁 十粒　山栀、青皮、三棱、莪术 各五钱，俱用醋炒　山楂 一两　香附一两，童便浸炒

【用法用量】 上药为末，蒸饼为丸，食远服，用补中益气汤送下五六十丸；或用白术三钱，陈皮五钱，水一钟，煎五分送下亦可。

【附注】 此方产后伤食，恶露不尽。若初产恶露不下，宜服生化汤加山楂炭三钱。每日一帖，连服四剂，妙。

乳 痈

乳头属足厥阴肝经，乳房属足阳明胃经。若乳房臃肿，结核色红，数日外肿痛溃稠脓，脓尽而愈，此属胆胃热毒，气血壅滞，名曰乳痈，易治。若初起内结小核，不红不肿不痛，积之岁月，渐大如巉岩山，破如熟榴，难治。治法：痈肿寒热，宜发表散邪；痛甚，宜疏肝清胃；脓成不溃，用托里；肌肉不生，脓水清稀，宜补脾胃；脓出及溃，恶寒发热，宜补血气；饮食不进，或作呕吐，宜补胃气。乳岩初起，用益气养荣汤加归脾汤，间可内消；若用行气破血之剂，速亡甚矣。

栝楼散

治一切痈疽，并治乳痈。痈者，六腑不和之气，阳滞于阴则生之。

【药物组成】 栝楼 一个，连皮捣烂

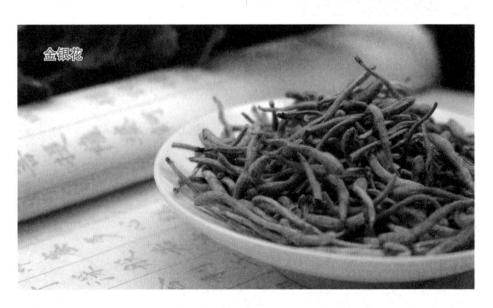

金银花

产后编下卷

生甘草 五分　当归 三钱　乳香 五分, 灯心炒　金银花 三钱　白芷 一钱　没药 五分, 灯心炒　青皮 五分

【用法用量】 水煎，温服。

回脉散

乳痈未溃时服此，毒从大便出，虚人不用。

【药物组成】 大黄 三钱半　白芷八分　乳香 五分　木香 五分　没药 五分　穿山甲 五分, 蛤粉拌炒

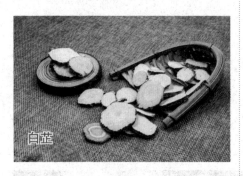

白芷

【用法用量】 上药为末，人参二钱煎汤，调药末服。

【方解】 一本大黄作三钱，有人参三钱。

十全大补汤

【药物组成】 人参、白术、黄芪、熟地 各三钱　茯苓 八分　甘草 五分　川芎 八分　金银花 三钱

【方解】 泻，加黄连、肉果；渴，加麦冬、五味；寒热往来，用马蹄香捣散。凡乳痈服薏苡仁粥好。

又方：

【药物组成】 乌药 软白香辣者五钱, 研　水 一碗　牛皮胶 一片

【用法用量】 同煎七分，温服。如孕妇腹内痛，此二方可通用。

【方解】 一本人参四味，各二钱。

又有乳吹，乃小儿饮乳，口气所吹，乳汁不通，壅结作痛，不急治则成痈，宜速服栝楼散，更以手揉散之。

风甚

用山羊血取色新者，于新瓦上焙干，研末，老酒冲下五六分为度；重者用至八分，其效如神。

又用抱不出壳鸡子，瓦上焙干，酒调服。

如治虚寒危症，用蓝须子根刮皮，新瓦上焙干，研末，温服一钱为度，虽危可保万全。

不语

乃恶血停蓄于心，故心气闭塞，舌强不语，用**七珍散**。

七珍散

【药物组成】 人参、石菖蒲、川芎、生地 各一两　辰砂 五分，研　防风 五钱　细辛 一钱

【用法用量】 共为细末，用薄荷汤下一钱。因痰气郁结，闭口不语者，用好明矾一钱，水飞过，沸汤送下。

一方治产后不语。

【药物组成】 人参、石莲子（去心）、石菖蒲 各等分

【用法用量】 水煎服。

【方解】《妇人良方》云：产后喑，心肾虚不能发声，七珍散；脾气郁结，归脾汤；脾伤食少，四君子汤；气血俱虚，八珍汤，不应，独参汤；更不宜急加附子，盖补其血以生血；若单用佛手散等破血药，误矣。

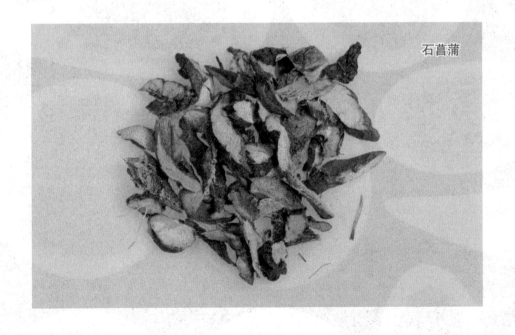

石菖蒲

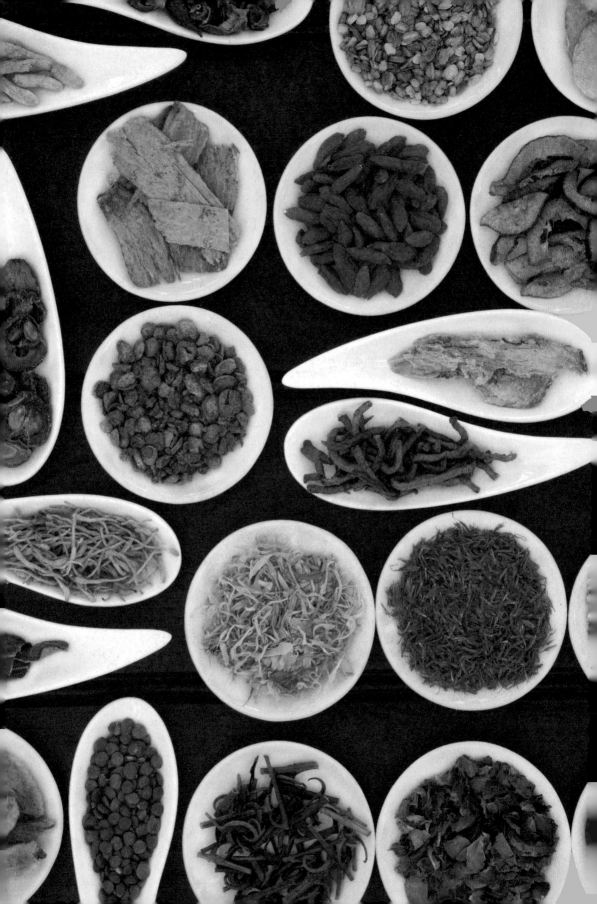

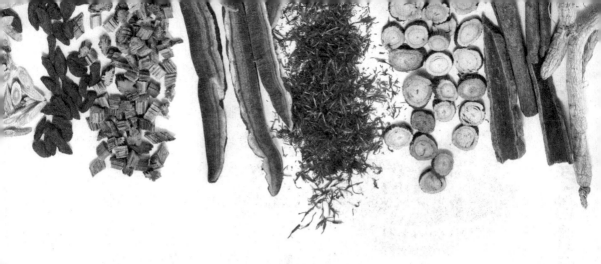

补 编

产后大便不通

用生化汤内减黑姜加麻仁。胀满，加陈皮；血块痛，加肉桂、元胡；如燥结十日以上，肛门必有燥粪，用蜜枣导之。

炼蜜枣法

用好蜜二三两，火炼滚，至茶褐色，先用湿桌，倾蜜在桌上，用手作如枣样，插肛门，待欲大便，去蜜枣，方便。

又方：

用麻油，口含竹管入肛门内，吹油四五口，腹内粪和即通；或猪胆亦可。

治产后鸡爪风

【药物组成】 桑柴灰 三钱,存性 鱼胶 三钱,炒 手指甲 十二个,炒

【用法用量】 上药为末，黄酒送下，取汗即愈。

保产无忧散

【药物组成】 当归 钱半,酒洗 炒黑芥穗 八分 川芎 钱半 艾叶 七分,炒 面炒枳壳 六分 炙黄芪 八分 菟丝子 钱四分,酒炒 厚朴 七分,姜炒 羌活 五分 川贝母 一钱,去心 白芍 钱二分,酒炒 甘草 五分 姜 三片

补编

艾叶

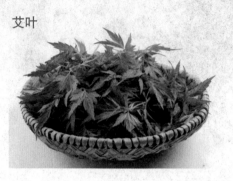

【用法用量】温服。上方保胎，每月三五服，催生如神。

治遍体浮肿

是脾虚水溢之过。凡浮肿者可通用，俱神效。

【药物组成】真缩砂仁 四两 莱菔子 二两四钱

【用法用量】研末，水浸浓取汁，浸砂仁，候汁尽，晒干，研极细末，每服一钱，渐加至二钱为度，淡姜汤送下。

保产神效方

未产能安，临产能催，偶伤胎气，腰疼腹痛，甚至见红不止，势欲小产，危急之际，一服即愈，再服全安。临产时交骨不开，横生逆下，或子死腹中，命在垂危，服之奇效。

【药物组成】全当归 一钱五分，酒洗 紫厚朴 七分，姜汁炒 真川芎 一钱五分 菟丝子 一钱五分，酒泡 川贝母 二钱，去心、净，煎好方和入 枳壳 六分，面炒 川羌活 六分 荆芥穗 八分 黄芪 八分，蜜炙 蕲艾 五分，醋炒 炙甘草 五分 白芍 一钱二分，冬用二钱，酒炒 生姜 三片

【用法用量】水二钟，煎八分。渣，水一钟煎六分，产前空心预服二剂，临产随时热服。

【附注】此乃仙传奇方，慎勿以庸医轻加减其分量。

（按：保产无忧散、保产神效方，与编首治产秘验良方，俱相同，特引论略别，并存参看可也。）

傅青主征君女科书后

　　阳曲傅青主先生名山，前明遗老也。康熙朝征博学宏词入都，以老病丐归，故也称为征君先生，学问深邃，仰观俯察，明阴洞阳，诗文皆其余事，即二氏之学，亦旁参其诣，其道特其末耳。独能得仲景之秘，发前人所未发，立方用药，平淡无奇，而奏效如神。山右旧族藏其女科一书，由调经、妊娠、胎产，分类订方，皆转相抄写。嘉庆年间，平阳郡有乐善者，始刊以公诸世。得者按症寻方，无弗立效。予往在山右得之，继为安省林君索去。林固世于医，以为见所未见，视为奇珍。江西近有翻刻，出错讹甚多，深虞误人，予甚之，欲重刊未果。壬子秋初，内子蒋氏得中风右痿疾，服再造丸得生，而右足行步维艰，寓信于予，口有劝西施《佛经》或《敬信录》《暗室灯》等书，以为告解者，因思《佛经》同诸书，往见人家不知敬重，读书人置之不阅，乡愚妇女即以是夹线，是亵渎已甚，转增过，何能消灾？前傅青主征君女科，如识字之家，当无医之处，根据方服药，可以全人性命，似较施印诸书为良，希为图之。予得此信，极以为然，于山右宦陕者觅之，未得，施于韩宝臣刺史处得祁君尔诚所刊出，内祁君诠注尤详，亟为付梓以成志，虽属有心为善，但出于妇女之诚，心上好生，或邀默佑，俾良于行，未可期也。因述于后。

　　时咸丰乙卯孟夏大兴官彤绅樗存甫识于古长安乐知草堂。

补编

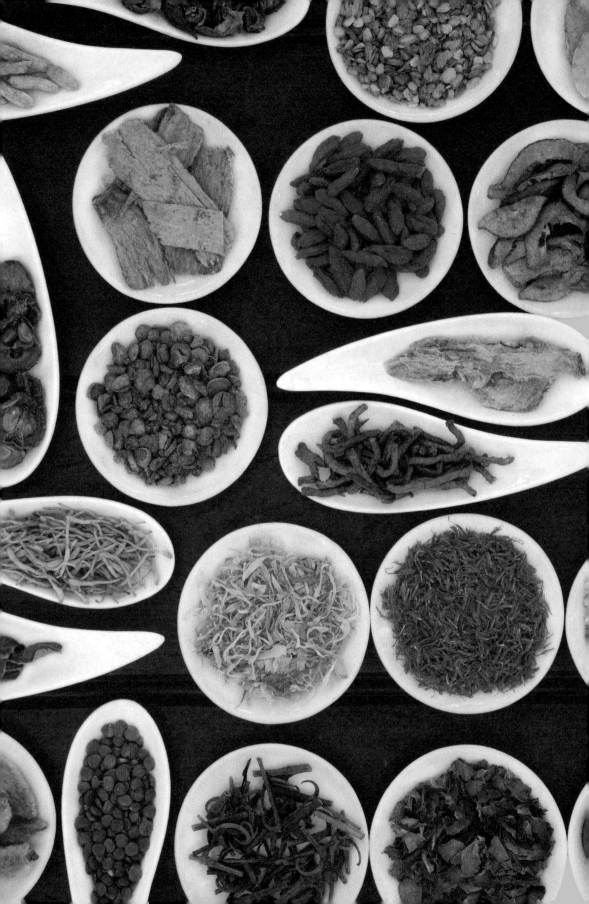

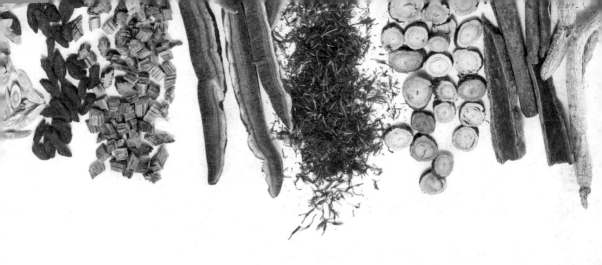

男科上卷

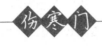

初病治法门

初治者，首先宜以此治之也。初病伤风，即以伤风治之；初病伤寒，即以伤寒治之；初病伤食，即以伤食治之也。

凡病初起之时，用药原易奏功。无如世人看不清症，用药错乱，往往变症蜂起。苟看病清，用药当，何变症之有？

外　感

人病外感发热，必先散其邪气，邪退而后补正，则正气、不为邪所伤，用外感发热方。

外感发热方

【药物组成】　柴胡 一钱　　荆芥 一钱　半夏 一钱　黄芩 一钱　甘草 一钱

【用法用量】　水煎服，则邪散而身凉。

【方解】　盖四时不正之气，来犯人身，必然由皮毛而入营卫，故用柴胡、荆芥先散皮毛之邪，邪既先散，安得入内？又有半夏以祛痰，使邪不得挟痰以作祟；又有黄芩以清火，使邪不得挟火以作殃；又有甘草

男科上卷

调和诸药，是以邪散而无伤于正气也。若内伤之发热，则不可用此方。

伤风

伤风之症，必然头痛身疼，咳嗽痰多，鼻流清水，切其脉必浮。

【药物组成】柴胡 一钱　荆芥 一钱　防风 一钱　黄芩 一钱　半夏 一钱　甘草 一钱

【用法用量】水煎服，一剂即止，不必再剂也。

伤寒

伤寒初起，鼻塞目痛，项强头痛，切其脉必浮紧。此伤寒也，方用：

【药物组成】桂枝 一钱　甘草 一钱　陈皮 一钱　干葛 一钱

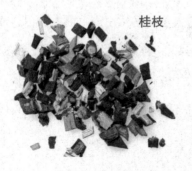

桂枝

【用法用量】水煎服，一剂而愈。

发汗

邪居腠理之间，必须用汗药以泄之。

【药物组成】荆芥 一钱　防风 一钱　甘草 一钱　桔梗 一钱　苏叶 一钱　白术 五钱　茯苓 三钱　陈皮 五钱

【用法用量】水煎服。

【方解】此方妙在以白术为君。盖人之脾胃健，而后皮毛、腠理，始得开阖自如。白术健脾去湿，而邪已难存，况有荆、防、苏、桔以表散之乎?

扶正散邪

此方专治正气虚，而邪气入之者，如头痛发热、凡脉右寸口大于左寸口者，急以此方投之，无不痊愈。方用扶正散邪汤。

扶正散邪汤

【药物组成】人参 一钱　柴胡 三钱　半夏 一钱　甘草 一钱　茯苓 三钱

白术 三钱

【用法用量】水煎服。

伤　食

如伤食，必心中饱闷，见食必恶，食之转痛也。

【药物组成】白术 一钱　茯苓 一钱　枳壳 一钱　山楂 二十粒　谷芽 二钱　麦芽 二钱　神曲 五钱　半夏 一钱　砂仁 三粒　甘草 五分

【用法用量】 水煎服，一剂快，二剂愈。

伤　暑

如伤暑，必然头晕、口渴、恶热，甚者痰多、身热、气喘，方用：

【药物组成】青蒿 一两　香薷 三钱　白术 五钱　陈皮 一钱　茯苓 三钱　甘草 一钱

【用法用量】水煎服。有人参加一钱，无亦可，一剂愈。

燥　症

燥病初起，咽干口燥，不吐痰，干咳嗽不已，面目红色，不畏风吹是也。

【药物组成】麦冬 五钱　元参 五钱　桔梗 三钱　甘草 一钱　花粉 一钱　百部 八分

【用法用量】水煎服。

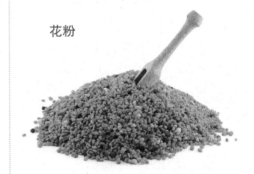

花粉

结　胸

此乃伤寒之变症也。伤寒火邪正炽，不可急与饮食。饮食而成此症者。

【药物组成】 栝楼 一枚，捶碎　甘草 一钱

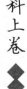

男科上卷

【用法用量】水煎服。

【方解】 夫栝楼乃结胸之圣药，平常人服之，必至心如遗落，令病患服之，不畏其虚乎？不知结胸之症，是食在胸中，非大黄、枳壳、槟榔、厚朴所能祛逐，必得栝楼始得推荡开脾，少加甘草以和之，不至十分猛烈也。

大 满

此邪在上焦壅塞而不得散也。

【药物组成】栝楼 一个捣碎　枳壳 三钱　半夏 一钱　栀子 三钱　天花粉 三钱　陈皮 三钱　厚朴 一钱五分　甘草 一钱

【用法用量】水煎服。

【方解】此方之妙，全在用栝楼能祛胸膈之食，而消上焦之痰，况又佐以枳壳、天粉，同是消痰之圣药；又有厚朴、半夏，以清胃口之痰；尤妙在甘草，使群药留中而不速下，则邪不能久存，自然散矣。

循衣摄空

此证非大实，则大虚，当审其因，察其脉，参其症，而分黑白矣。实而便秘者，大承气汤。虚而便滑者，独参汤。厥逆者，加附子。

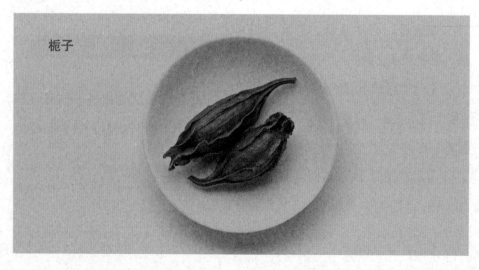

栀子

142

寒热真假辨门

真热症

口干极而呼水，舌燥极而开裂生刺，喉痛日夜不已，大热烙手而无汗也。

【药物组成】 麻黄 三钱　当归 五钱　黄连 三钱　黄芩 三钱　生石膏 三钱　知母 三钱　半夏 三钱　枳壳 二钱　甘草 一钱

【用法用量】 水煎服，一剂轻，二剂愈。

真寒症

手足寒，久而不回。色变青紫，身战不已，口噤出声而不可禁也。

【药物组成】 附子 三钱　肉桂 一钱　干姜 一钱　白术 五钱　人参 一两

【用法用量】水煎服，急救之。

【方解】 此乃真中寒邪，肾火避出躯壳之外，而阴邪之气直犯心宫，心君不守，肝气无根据，乃发战发噤，手足现青色。然则用桂、附、干姜逐其寒邪足矣，何用参、术，即用何至多加？盖元阳飞越，只一线之气未绝，纯用桂、附、干姜一派辛辣之药，邪虽外逐而正气垂绝，若不多加参、术，何以反正气于若存若亡之际哉？

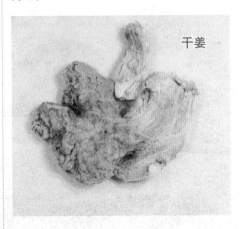

干姜

假热症

口虽渴而不甚，舌虽干而不燥，即燥而无芒刺纹裂也。

【药物组成】 黄连 三钱 当归 三钱 白芍 三钱 半夏 三钱 茯苓 三钱 柴胡 二钱 栀子 二钱 枳壳 一钱 菖蒲 三分

【用法用量】 水煎服。

【方解】 此方妙在用黄连入心宫；佐以栀子，提刀直入，无邪不散；柴胡、白芍，又塞敌运粮之道；半夏、枳壳，斩杀党余。中原既定，四隅不战而归。然火势居中，非用之得法，则贼势弥张，依然复入，又如菖蒲之辛热，乘热饮之，则热喜热，

不致相反而更相济也。

假寒症

手足冰冷，而有时温和；厥逆身战，亦未太甚；有时而安，有时而搐是也。

【药物组成】 附子 一钱 肉桂 一钱 人参 三钱 白术 五钱 猪胆汁 半个 苦莱汁 三匙

【用法用量】 先将水二碗煎药，熟后以药并器，放冷水中激凉，

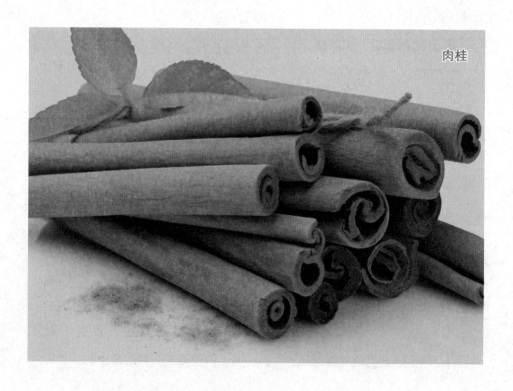

肉桂

再入胆汁，菜汁调匀，一气服之。

【方解】 方中全是热药，倘服不如法，必然虚火上冲，将药吐出。必热药凉服，已足顺其性，况下行又有二汁之苦，以骗其假道之防也哉。

真热假寒

如人身外冰冷，身内火炽，发寒发热，战栗不已，此真热反现假寒之象以欺人也。

【药物组成】 三黄汤加石膏、生姜，趁热饮之。

【用法用量】 再用井水以扑其心，至二三十次，内热自止，而外之战亦若失矣。后用元参、麦冬、白芍各二两，煎汤与服，任其恣饮，后不再甚矣。

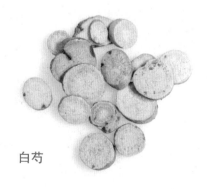

白芍

真寒假热

如人下部冰冷，上部大热，渴欲饮水，下喉即吐，乃真寒反现假热之象以欺人也。

【药物组成】 八味汤大剂

【用法用量】 探凉与服。再令一强有力者，以手擦其足心，如火之热，不热不已，以大热为度。后用吴茱萸一两、附子一钱，共为末，麝香三分，以少许白面入之，打糊作膏，贴在足心之中。少顷，必熟睡，醒来，下部身热，而上部之火息矣。

上热下寒

此症上焦火盛，吐痰如涌泉，面赤喉痛，上身不欲盖衣，而下体冰凉，此上假热而下真寒也。

【药物组成】 熟地黄 半斤　山萸 四两　丹皮 三两　茯苓 三两　泽泻 三两　附子 一个　肉桂 一两　麦冬 一两　五味子 一两

【用法用量】 水十碗，煎至三

男科上卷

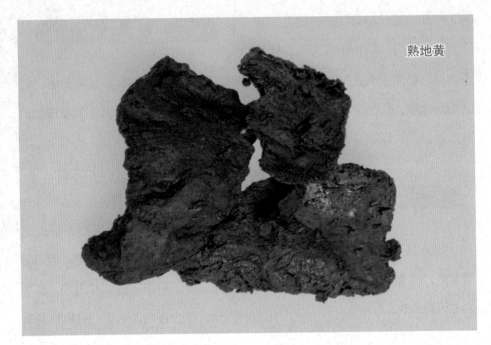

熟地黄

碗，探冷与服。二渣再用水三碗，煎一碗，一气服之，立刻安静，此上病下治法也。

乍热乍寒

病有洒淅恶寒，而后发热者，盖阴脉不足，阳往从之；阳脉不足，阴往乘之。何谓阳不足？寸脉微，名曰阳不足。阴气上入于阳中，则恶寒也。何谓阴不足？尺脉弱，名曰阴不足。阳气下陷阴中，则发热也。

凡治寒热，用柴胡升阳气，使不陷于阴中，则不热也。用黄芩降阴气，使不升入阳中，则不寒也。

火症门

火症

火症初起，必大渴引渴，身有斑点，或身热如焚，或发狂乱语。

【药物组成】生石膏 三钱　元参 一两　麦冬 一两　甘草 三钱　升麻 三钱　知母 三钱　半夏 三钱　竹叶 百片

【用法用量】水煎服，一二剂可止可安，三剂愈，不必四剂也。

知母

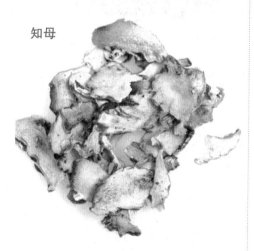

泻火

泻火汤总方

【药物组成】栀子 三钱　白芍 五钱　丹皮 三钱　元参 三钱　甘草 一钱

【用法用量】水煎服。

【方解】心火加黄连一钱；胃火加生石膏三钱；肾火加黄柏、知母各一钱；肺火加黄芩一钱；大肠火加地榆一钱；小肠火加天冬、麦冬各一钱；膀胱火加泽泻三钱。

治火何独治肝经？盖肝属木，最易生火。肝火散，则诸经之火俱散。但散火必须有下泄之药，而使火之有出路也，则得矣。

（按：白芍、丹皮、栀子、甘草，不但有清火作用，且有利尿作用，使火从小便利之。）

男科上卷

火 越

此乃胃火与肝火，共腾而外越，不为丹毒，即为痧疹，非他火也。

【药物组成】元参 一两　干葛 三两　升麻 三钱　青蒿 三钱　黄芪 三钱

【用法用量】水煎服。

【方解】此方妙在用青蒿，肝、胃之火俱平。又佐以群药重剂，而火安有不灭者乎？治小儿亦效。

火 丹

治火丹神方

【药物组成】丝瓜子 一两　柴胡 一钱　元参 一两　升麻 一钱　当归 五钱

【用法用量】水煎服。小儿服之亦效。

消食病

火盛之症，火渴引饮，呼水自救，朝食即饥，或夜食不止。

泻火汤总方

【药物组成】元参 一两　麦冬 五钱　生地 三钱　竹叶 三十片　菊花 二钱　白芥子 二钱　丹皮 二钱　陈皮 五分

【用法用量】水煎服。

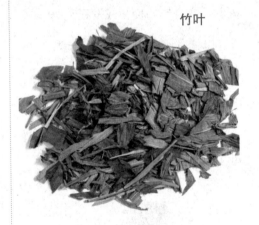

竹叶

痿 症

不能起床，已成废人者，此乃火盛内炽，肾水熬干矣。治法宜降胃火而补肾水。方用降补汤。

降补汤

【药物组成】熟地 一两　元参 一两　麦冬 一两　甘菊花 五钱　生地 五钱　车前子 二钱　人参 三钱　沙参

五钱　地骨皮 五钱

【用法用量】水煎服。

又痿症

人有两足无力，不能立起，而口又健饭，少饥即头面皆热，咳嗽不已，此亦痿症。方用**起痿至神汤**。

起痿至神汤

【药物组成】熟地 一两　　元参一两　山药 一两　甘菊花 一两　当归五钱　白芍 五钱　人参 五钱　神曲 二钱

白芥子 三钱

【用法用量】水煎服，三十剂愈。

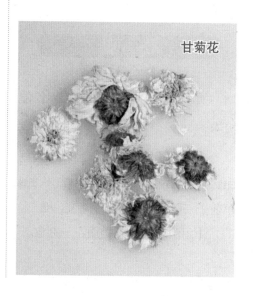
甘菊花

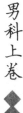

湿症门

伤　湿

如伤湿，必然恶湿，小便短赤。

【药物组成】泽泻 三钱　猪苓 三钱　肉桂 五分　茯苓 五钱　白术 五钱　车前子 一钱　柴胡 一钱　半夏 一钱

【用法用量】水煎服，一剂愈。

黄胆病

此症外感之湿易治，内伤之湿难疗。外感者，利水则愈。若内伤之湿，泻水则气消，发汗则精泄，必健脾行气而后可也。

【药物组成】白术 一两　茯苓 一两　薏苡仁 一两　茵陈 三钱　黑栀 三钱　陈皮 五分

【用法用量】水煎服。

【方解】此方治内伤之湿，不治外感之湿。若欲多服，去栀子。

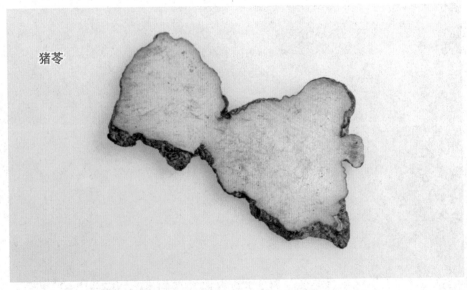

猪苓

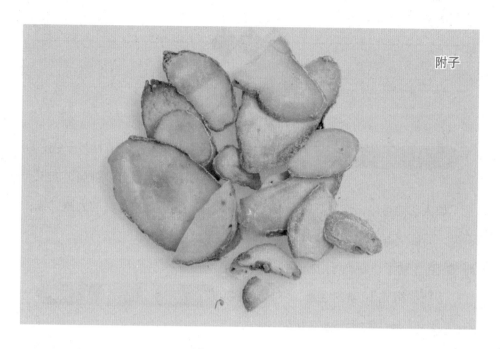
附子

痹　症

此症虽因风寒湿而来，亦因身中元气之虚，邪始得乘虚而入。倘攻邪而不补正，则难愈矣。今于补正之中，佐以祛风寒湿之品，而痹症失。

【药物组成】　白术 五钱　　人参 三钱　茯苓 一两　柴胡 一钱　附子 一钱　半夏 一钱　陈皮 一钱

【用法用量】　水煎服。

脚　气

今人以五苓散去湿，亦是正理，然不能上升其气而尽去其湿也。必须提其气，而水乃散也。

【药物组成】　黄芪 一两　人参 三钱　白术 三钱　茯苓 三钱　薏苡仁 五钱　芡实 五钱　肉桂 一钱　白芍 五钱　半夏 二钱　防风 一钱　柴胡 一钱　陈皮 五分

【用法用量】　水煎服。

【方解】　此方乃去湿之圣药。防风用于黄芪之中，足以提气而去湿。又助之柴胡舒气，气升则水散。且有白术、茯苓、薏苡仁、芡实，俱是去湿之品，有不神效者乎？

凡有湿者，均可以此方治之。

郁结门

开 郁

如人头痛身热，伤风咳嗽，或心不爽，而郁气蕴于中怀；或气不舒，而怒气留于胁下，断不可用补药。

【药物组成】当归 三钱　白芍 五钱　柴胡 一钱　白术 二钱　甘草 一钱　丹皮 一钱　薄荷 一钱　半夏 二钱　枳壳 一钱

【用法用量】水煎服。

薄荷

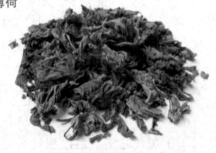

【方解】头痛，加川芎一钱；目痛，加蒺藜一钱，甘菊花一钱；鼻塞，加苏叶一钱；喉痛，加桔梗二钱；肩背痛，加枳壳一钱，羌活二钱；两手痛，加姜黄或桂枝一钱；两胁痛，倍柴胡、白芍；胸痛，加枳壳一钱；腹痛不可按者，加大黄二钱；按之而不痛者，加肉桂一钱。

舒 肝

治肝气方

【药物组成】当归 二钱　白芍 钱二分，酒炒　焦白术 钱五分　茯苓 钱五分　柴胡 八分，醋炒　生甘草 五分　丹皮 一钱　黑山栀 一钱　炮姜 三分

【用法用量】水煎服。

关 格

怒气伤肝，而肝气冲于胃口之间，肾气不得上行，肺气不得下达，而成此症，以开郁为主。

【药物组成】白芍 三钱　柴胡

一钱　郁金 一钱　荆芥 一钱　苏子 一钱　白芥子 一钱　甘草 五分　茯苓 一钱　花粉 一钱

【用法用量】水煎服。

【方解】 此方妙在平常，而有至理。盖肝气之郁，必用柴、白芍以舒之。然过多则必阻而不纳，方中以此二味为君，而佐以郁金之寒散，芥子之去痰，天花粉之散结，甘草之和中，茯苓之去湿，气味和平，委婉易入，不争不战、相爱相亲，自能到门

而疑关，不致扣关而坚壁也。

又方：

用阴阳水各一碗，加盐一摄，打百余下起泡，饮之即吐而愈。凡上焦有痰，欲吐而不能吐者，饮之立吐。

又方：

用生半夏为末，水丸，绿豆大，入鼻孔中，则必嚏喷不已，用水饮之立止。通治中风不语，及中恶、中鬼等症俱妙。

花粉

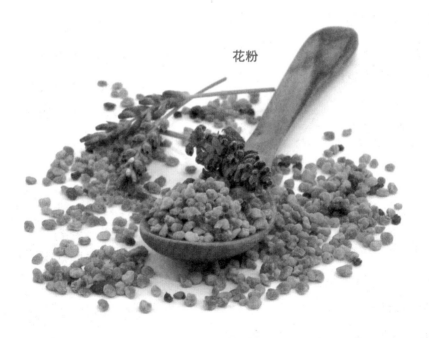

虚劳门

劳症虚损辨

二证外相似，而治法实不同。虚损者，阴阳两虚也。劳症者，阴虚阳亢也。故虚损可用温补；若劳症则忌温补，而用清补也。

两证辨法，不必凭脉，但看人着复衣，此着单衣者，为劳症。人着单衣，此着复衣者为虚损。劳症骨蒸而热；虚损营卫虚而热也。

过 劳

凡人过劳，脉必浮大不伦〔按之无力〕，若不安闲作息，必有吐血之症。应当滋补。

【药物组成】 人参 三两　　白术 五两　　茯苓 三两　　熟地 五两　　山茱萸 四两　　当归 八两　　白芍 五两　　黄芪 五两　　麦冬 三两　　五味子 三两　　砂仁 五钱　　陈皮 五钱　　神曲 一两

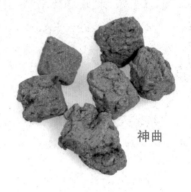

神曲

【用法用量】 上药共为末，炼蜜为丸，每日早晚各服五钱。

【方解】 此方乃补气、补血、补精之妙品也。有斡旋之力，可以久服滋人，不致有偏胜之祸也。

未成劳而将成劳

人有虚劳，未成劳瘵之症，而将成劳者。

【药物组成】 熟地 一两　　地骨皮 五钱　　人参 五钱　　麦冬 五钱　　白术 一钱　　山药 三钱　　白芥子 三钱　　五味子 三分

154

【用法用量】 水煎服。

【方解】 凡人右寸脉大于左寸脉，即内伤之症。不论左右关尺脉如何，以此方投之效验。

痨 证

痨证既成，最难治者，盖必有痨虫生之，以食人之气血也。若徒补其气血，而不入杀虫之品，则饮食入胃，只荫虫而不生气血也。若但只杀虫而不补气血，则五脏尽伤，又何有生理哉？惟于大补之中，加入杀虫之药，则元气既全，真阳未散，虫死而身安矣。

【药物组成】 人参 三两　熟地 八两　何首乌 八两　地栗粉 八两　鳖甲 一斤　神曲 五两　麦冬 五两　桑叶 八两　白薇 三两　山药 一斤

何首乌

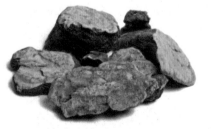

【用法用量】 上药为末，将山药末打成糊，为丸，每日白滚水送下五钱，半年，虫俱从大便中出矣。

久虚缓补

久虚之人，气息奄奄，无不曰宜急治矣。不知气血大虚，骤加大补之剂，力量难任，必致胃口转膨胀，不如缓缓，清补之也。

【药物组成】 当归 一钱　白芍 二钱　茯苓 一钱　白术 五分　人参 三分　山药 一钱　陈皮 三分　麦芽 三分　炮姜 三分　枣仁 五分　甘草 三分

【用法用量】 水煎服。

【方解】 此方妙在以白芍为君，引参术入肝为佐，小小使令，徐徐奏功，使脾气渐实，胃口渐开，然后再用纯补之剂，先宜缓补之也。

补 气

右手脉大，气分之伤也。用补气丸。

妇科圣手傅青主 奇方妙治

补气丸

【药物组成】 人参 三两　黄芪 三两　茯苓 四两　白术 八两　白芍 三两　陈皮 一两　炙甘草 八钱　麦冬 三两　五味子 一两　远志 一两　白芥子 一两

【用法用量】 上药炼蜜为丸，早服五钱，白水下。

补　血

左手脉大，血分之劳也。方用补血丸。

补血丸

【药物组成】 熟地 八两　白芍 八两　当归 四两　山萸 四两　麦冬 三两　五味子 一两　砂仁 五钱　生枣仁 一两　白芥子 一两　肉桂 五钱

【用法用量】 上药炼蜜为丸，晚服一两，白水下。如血热者，去肉桂加地骨皮五钱。

血虚面色黄瘦

出汗盗汗，夜卧常醒，不能润色以养筋是也。血虚自当补血，舍四物汤又何求耶？今不用四物汤。

【药物组成】 熟地 一两　麦冬 三钱　当归 五钱　桑叶 十片　枸杞 三钱　茜草 一钱

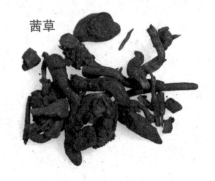

茜草

【用法用量】 水煎服。

【方解】 此方妙在用桑叶补阴而生血，又妙在加茜草血得活而益生，况又济之归、地、麦、杞大剂以共生之，则血足，而色润筋舒也。

气血两虚

饮食不进，形容枯槁，补其气而血益燥；补其血而气益馁；助胃气而盗汗难止，补血脉而胸膈阻滞。应当气血同治。

【药物组成】人参 一钱　白术 一钱　茯苓 二钱　甘草 八分　陈皮 五分　当归 二钱　熟地 三钱　川芎 一钱　白芍 三钱　神曲 五分　麦冬 五钱　谷芽 一钱

【用法用量】水煎服。

【方解】此方气血双补，与八珍汤同功，而胜于八珍汤者，妙在补中有调和之法耳。

阳虚下陷

凡人因饥饱劳役，内伤正气，以致气乃下行，脾胃不能克化，饮食不能运化，往往变成劳瘵。若疑饮食不进，为脾胃之火，肉黍之积，轻则砂仁、枳壳、山楂、麦芽之类，重则大黄、芒硝、牵牛、巴豆之品，纷然杂进，必致膨闷而渐成劳矣。倘先以提升之药治之，何至于成劳？

【药物组成】人参 一钱　柴胡 一钱　陈皮 一钱　甘草 一钱　黄芪 三钱　当归 三钱　白术 三钱　升麻 五分

【用法用量】水煎服。

【方解】凡人右手寸脉，大于左手寸脉，即内伤之症，不论左、右关、尺脉如何，以此方投之，无不神效。

此方即补中益气汤，而增定其轻重也。此方之妙，妙在用柴胡、升麻二味，杂于参、芪、归、术之中，以提升其至阳之气，不使下陷阴分之

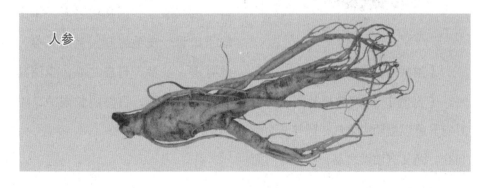

人参

男科上卷

间。尤妙在加甘草、陈皮于补中解纷，则补者不致另补，而升者不致偏隋，所以下口安然，奏功如响耳。

阴虚下陷

凡人阴虚脾泄，岁久不止，或食而不化，或化而溏泄。

【药物组成】人熟地 五钱　山茱萸 五钱　白术 一两　山药 三钱　茯苓 三钱　五味子 一钱　车前子 一钱　肉桂 一钱　升麻 三分

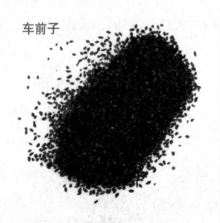

车前子

【用法用量】水煎晚服。

【方解】 此方纯是补阴之药，且有升麻以提阴中之气，阴气升而泄自止。乃又有温湿之品，以暖命门而健脾土，何致再溏泄哉？此乃补升阴气之汤也。

阴虚火动，夜热昼寒

此肾水虚兼感寒，或肾水亏竭，夜热昼寒，若认作阳症治之，则口渴而热益炽，必致消尽阴水，吐痰如絮，咳嗽不已，声哑声嘶，变成劳瘵。法当峻补其阴，则阴水足而火自消，骨髓泰然矣。

【药物组成】熟地 一两　地骨皮 三钱　山茱萸 五钱　元参 三钱　沙参 五钱　麦冬 五钱　五味子 三钱　白芥子 一钱　茨实 五钱　桑叶 七片　丹皮 一钱　车前子 一钱

【用法用量】水煎服。

【方解】 此方阴虚火动者神效。妙在全是纯阴之品，直进肾宫，滋其匮乏，则焦急之形，不上焰于口舌、皮毛之际。又加元参、地骨皮、沙参、丹皮之品，少清其骨髓中之内热，自然阴长阳消，不治阳而自安也。

阴寒无火

若阴寒无火者。

【药物组成】肉桂 一钱　附子 一钱　熟地 一两　山萸 四钱　白术 三钱　人参 三钱　柴胡 五分

【用法用量】水煎服。

【方解】此方之妙，用桂、附祛寒之药，加之于熟地补阴之内，使阳得阴而有制，不至奔越沸腾。少加柴胡数分，则阴邪自散矣。况肾中之火，必得水而后生，以此水非邪水，乃真水也。邪水可以犯心而立死，真水可以救心而长延。盖阳根于阴，而真阴肾水，实为君、相二火之母也。此方中加熟地、山萸，正是此意。恐人未知，故又表而出之。

上二方，治阴之中即有以治阳，而治阳之中即藏于补阴也。

亡　阳

如人汗出不已，此亡阳，气欲散也，故必以补为敛之为得也。

【药物组成】人参 一两　黄芪 一两　当归 一两　麦冬 三钱　五味子 一钱　桑叶 五片　炒枣仁 一钱

【用法用量】水煎服。

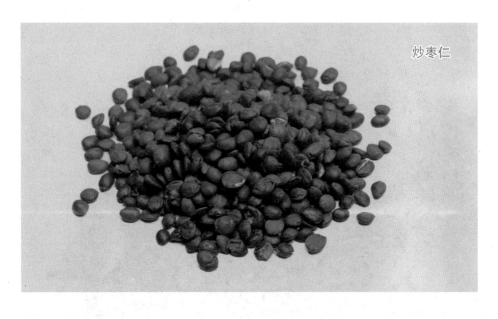

炒枣仁

男科上卷

【方解】 此方之妙，全在用参、归以补气，用山茱萸、五味以敛气，则补足以济敛之功，而敛足以滋补之益。况又有桑叶收汗之妙品，调停于补敛之中，不偏于敛，亦不偏于补也。

内伤发热

人病发热，有外感，有内伤。外感必先散其邪气，邪气退而后补正气，正不为邪所伤也。若内伤之发热，方用：

【药物组成】 柴胡 一钱　当归

一钱　白芍 二钱　栀子 一钱　花粉 二钱　陈皮 一钱　甘草 一钱

【用法用量】 水煎服。

【方解】 此方凡肝木郁者，用一剂即快，治内伤初起者神效。

日重夜轻

病重于日间，而发寒发热，较夜尤重，此症必须从天未明而先截之。

【药物组成】 人参 一钱　白术 五钱　陈皮 一钱　青皮 一钱　柴胡 三钱　当归 三钱　黄芪 五钱　甘草 一钱　枳壳 一钱　干姜 五分　半夏 一钱

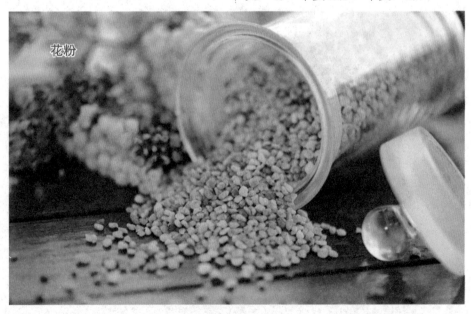

花粉

【用法用量】水煎服。

又方：

【药物组成】人参 一钱　陈皮 一钱　甘草 一钱　白术 五钱　柴胡 二钱　熟地 一两　白芥子 一钱

【用法用量】水煎服。

夜重日轻

病重于夜间，而发寒发热，或寒少热多，或热多寒少，一到天明便觉清爽，一到黄昏即觉沉重，此阴气虚甚也。

【药物组成】熟地 一两　山萸 四钱　当归 三钱　白芍 三钱　柴胡 三钱　陈皮 一钱　鳖甲 五钱　茯苓 五钱　麦冬 三钱　五味子 一钱　白芥子 三钱　生何首乌 三钱

【用法用量】水煎服。

【方解】此方妙在用鳖甲，乃至阴之物，逢阴则入，遇阳则转；生何首乌直入阴经，且亦攻邪；白芥子去痰又不耗真阴之气，有不奏功者乎？但必须黄昏时服，则阴气固而邪气不敢入也。

阴邪兼阳邪

此症亦发于夜间，发寒发热，无异纯阴邪气之症，但少少烦燥耳，不若阴症之常静也。法当于补阴之中，少加阳药一二味，使阳长阴消，自然奏功如响矣。

【药物组成】熟地 一两　山茱萸 四钱　当归 三钱　鳖甲 五钱　人参 二钱　白术 三钱　茯苓 五钱　麦冬 三钱　五味子 一钱　柴胡 二钱　陈皮 一钱　白芥子 三钱　生何首乌 三钱

【用法用量】水煎服。

精滑梦遗

此病患以为肾虚也，不独肾病也，而亦心病也，宜心肾兼治。

【药物组成】熟地 五两　山萸 四两　山药 四两　人参 三两　茯苓 三两　白术 四两　麦冬 三两　五味子 一两　肉桂 一两　附子 二钱　远志 一两　炒枣仁 一两　肉苁蓉 三两　补骨脂 一两　巴戟天 三两　柏子仁 一两　杜仲 一两　砂仁 五钱　鹿茸 一两　紫河车

男科上卷

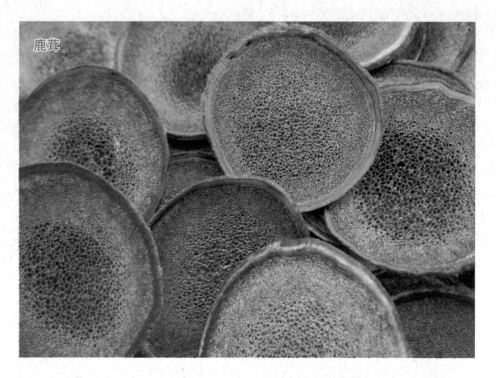
鹿茸

一副　白芍 二两

【用法用量】上药炼蜜为丸，早晚白水送下五钱。

【方解】此方用熟地、山药、山茱萸之类，补肾也。巴戟、苁蓉、附子、鹿茸，补肾中之火也，可以已矣。而又必加入人参、茯苓、柏子仁、麦冬、远志、枣仁者，何也？盖肾中之火虚，由于心中之火虚也。徒补肾火而不补心火，则反增上焦枯渴。故欲补肾火，乃必须补心火，则水火相济也。

夜梦遗精

此证由于肾水耗竭，上不能通于心，中不能润于肝，下不能生于脾，以致玉关不闭，无梦且遗。应当补肾，而少佐以益心、益肝、益脾之品。

【药物组成】熟地 一两　山茱萸 四钱　白术 五钱　茯苓 三钱　茯神 二钱　当归 三钱　白芍 三钱　薏苡仁 三钱　五味子 一钱　生枣仁 三钱　白芥子 一钱　肉桂 五分　黄连 五分

【用法用量】 水煎服，一剂止，十剂不犯。

【方解】 此方妙在五脏兼补，而使心肾两交，自然魂魄宁而精窍闭矣。

滋阴补水

方用**大滋阴补水丸**。

大滋阴补水丸

【药物组成】 大熟地 六两　炒山药 三两　沙参 三两　茯神 三两　炒枣仁 三两　蒺藜 三两　麦冬 三两　莲须 二两　阿胶 三两　牡蛎 四两　丹参 二两　败龟板 四两　菟丝子 二两　远志肉 钱半　甘草 六钱　桂圆肉一百二十个

【用法用量】 焙干为末，炼蜜为丸，梧子大，每日服三十丸，米饮送下。

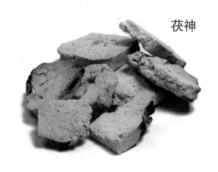

茯神

又方：

鱼膘一两，捣碎，蛤粉炒，沙苑蒺藜（酒洗，炒）、全当归各四两，牛膝三两，枸杞子三两，为末，炼蜜为丸，每日以黄酒送服，二三钱。

男科上卷

痰嗽门

治痰之法

古人所立治痰之法，皆是治痰之标，而不能治痰之本也。如二陈汤上、中、下久暂之痰皆治之，而其实无实效也。今立三方，痰病总不出其范围也。

🌿 初病之痰

伤风、咳嗽、吐痰是也。

【药物组成】半夏 一钱　陈皮 一钱　天花粉 一钱　茯苓 一钱　苏子 一钱　甘草 一钱

【用法用量】水煎服，一剂愈。

【方解】二剂而痰可消矣。此方去上焦之痰，上焦之痰原在胃中而不在肺，去其胃中之痰，而肺金自然清肃，又何至火之上升哉？

🌿 已病之痰

必观其色之白与黄而辨之：黄者，火将退也；白者，火正炽也；正炽者，用寒凉之品；将退者，用祛逐之味。今一方而俱治。

【药物组成】白术 三钱　茯苓 五钱　陈皮 一钱　甘草 一钱　白芥子 三钱　枳壳 五分

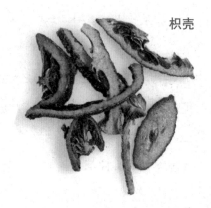

枳壳

【用法用量】水煎服。

【方解】有火加栀子，无火不必加也。此方健脾去湿，治痰在中焦者也。

又方：

【药物组成】白术 五钱　茯苓

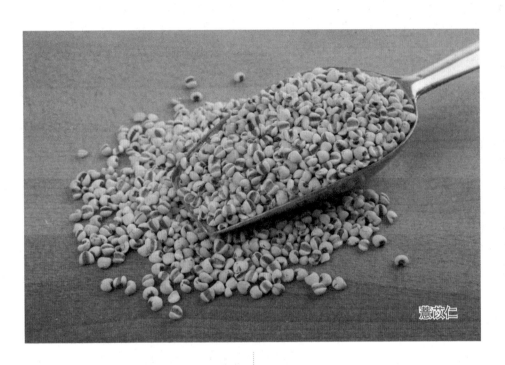

薏苡仁

五钱　薏苡仁 五钱　陈皮 一钱　天花粉 二钱　益智仁 三分　人参 三分

【用法用量】水煎服。

【方解】有火加黄芩一钱，无火加干姜一钱、甘草二分。此方健脾去湿而不耗气，二剂而痰自消也。

🌿 久病之痰

久病之痰，切不可作脾湿生痰论之。盖久病不愈，未有不因肾水亏损者也。非肾水泛上为痰，即肾火沸腾为痰。当补肾以祛逐之。

【药物组成】熟地 一两　山萸五钱　薏苡仁 一两　山药 五钱　芡实五钱　麦冬 五钱　五味子 三钱　茯苓三钱　车前子 一钱　益智仁 二钱

【用法用量】水煎服。

【方解】此治水泛为痰之圣药也。若火沸为痰者，加肉桂一钱。此方补肾去湿而化痰，水入肾宫，自变为真精而不化痰矣。此治下焦有痰之法也。

又方：

久病之痰，方用六味地黄汤加

麦冬、五味子，实有奇功。无火加附子、肉桂可耳。

滞 痰

夫痰之滞，乃气之滞也。苟不补气而惟去其痰，未见痰去而病消也。

【药物组成】人参 一钱　白术二钱　茯苓 三钱　陈皮 一钱　白芥子一钱　花粉 一钱　苏子 八分　豆蔻 三粒

豆蔻

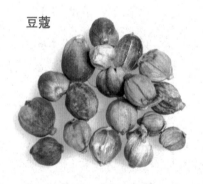

【用法用量】水煎服。

【方解】此方之妙，在于治痰之中而理其气。气顺则痰活，气顺则湿流通而痰不生矣。

湿 痰

气虚痰多之症，本是湿也。而治痰之法，不可徒去其湿，必以补气为先，而佐以化痰之品，乃克有效。

【药物组成】人参 三钱　茯苓三钱　薏苡仁 五钱　半夏 三钱　陈皮一钱　神曲 一钱　甘草 一钱

【用法用量】水煎服。

【方解】此方之中用神曲，人多不识其意，谓神曲乃消食之圣药，非化痰之神品也。殊不知痰之积聚稠黏，甚不易化，惟用神曲以发之，则积聚稠黏开矣。继之以半夏、陈皮，可以奏功。虽然有半夏、陈皮消痰。不多用人参，则痰何从消？有人参以助气，又有薏仁，茯苓能健脾去湿，湿去而痰亦去矣。

寒 痰

人有气虚而痰寒者，即用前方加肉桂三钱、干姜五分足矣。

热 痰

人有气虚痰热者，方用：

【药物组成】麦冬 二钱　白芍 二钱　花粉 一钱　甘草 一钱　陈皮 一钱　白芥子 一钱　茯苓 二钱　神曲 三分　当归 三钱

【用法用量】水煎服。

【方解】此方之妙，妙在不燥而又是补气之剂，润以化痰，痰去而气自足矣。

火 痰

此症方用痰火神丸。

痰火神丸

【药物组成】大黄 五两　陈皮 一两　焦白术 二两　前胡 二两　枳壳 二两　山楂 二两　甘草 四钱　半夏 二两　天花粉 二两

【方解】制半夏法：生姜自然汁泡之，三次用姜三两取汁，滚水半碗入半夏内，一次泡七天，取出焙干。共为细末，老米煮粥，捣烂为丸，每服二三钱。

老 痰

凡痰在胸膈不化者，为老痰也。

【药物组成】白芥子 五钱　白芍 三钱　薏苡仁 五钱　柴胡 一钱　茯苓 三钱　陈皮 三分　丹皮 二钱　甘草 一钱　花粉 八分

【用法用量】水煎服。

【方解】此方妙在白芥子为君，薏苡仁、白芍为臣，柴胡、花粉为佐，使老痰无处可藏，自然渐渐消化，十剂而老痰无不消矣。

山楂

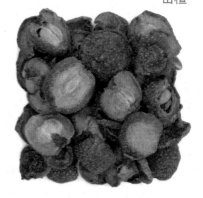

男科上卷

顽 痰

痰成块而塞咽喉者，为顽痰也。

【药物组成】贝母 三钱　半夏 三钱　茯苓 三钱　白术 三钱　神曲 三钱　甘草 一钱　桔梗 三钱　白矾 一钱　紫菀 二钱

【用法用量】水煎服。

【方解】此方妙在贝母、半夏同用，一燥一湿，使痰无处藏避。又有白矾以消块，梗、菀去邪，甘草调中，有不奏功"如响"者乎？

水泛为痰

肾中之水，有火则安，无火则泛。倘人过于入房，则水去而火亦去，久之则水虚而火亦虚；水无可藏之地，则上泛而为痰矣。治之法，欲抑水之下降，必先使火之下温，当于补肾水之中，加火热之药，使水足以制火，而火足以暖水，则水火有既济之道，自不上泛为痰矣。

【药物组成】熟地 一两　山茱萸 五钱　肉桂 二钱　五味子 一钱　牛膝 三钱

【用法用量】水煎服。一剂而痰下行，二剂而痰无不消矣。

又方：

凡人久有痰而不愈，用猪肺一个，萝卜子五钱，研碎，白芥子一两，五味调和，饭锅蒸熟，饭后顿服一个即愈。此乃治上焦之痰，汤药不愈者，最神效。

湿 嗽

秋伤于湿，若用乌梅、米壳，断乎不效。

【药物组成】白术 三钱　陈皮 一钱　当归 一钱　甘草 一钱　枳壳 一钱　桔梗 一钱

【用法用量】水煎服。

【方解】三剂安然矣。冬咳皆秋伤于湿也，岂可拘于受寒乎？

妇科圣手傅青主 奇方妙治

168

久 嗽

久嗽者，人无不以为邪之聚也。日日用发散之剂而不效者，乃气散故耳。气散矣而仍用散药，无怪乎经年累月而不效也。法当用收敛之药一二味以见功也。

【药物组成】 人参 五钱　白芍 三钱　生枣仁 一钱　五味子 一钱　白芥子 一钱　苏子 一钱　麦冬 五钱　益智仁 五分

【用法用量】 水煎服。二剂后，服六味地黄丸加麦冬三两、五味子一两，服之不再发，否则不能保其不发也。

久 嗽

治久嗽，不论老少，神效。

【药物组成】 乌梅 五钱　栝蒌仁 五钱　杏仁 一钱　硼砂 一钱　人参 一钱　童便浸五味子 一钱　寒水石 一钱　胡桃仁 一钱　薄荷 五分　甘草 五分　贝母 三两

【用法用量】 上药炼蜜为丸，樱桃大，净绵包之，口中噙化。虚劳

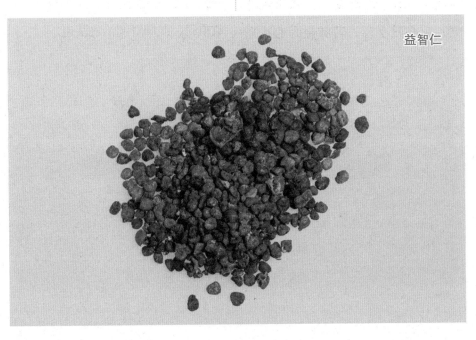

益智仁

未曾失血，脉未数者，均可用之，不过十粒即见效，二十粒愈。

又久嗽

【药物组成】人参、当归、细茶 各一钱

【用法用量】水煎，连渣嚼尽，一二服即愈。

肺嗽兼补肾

肺嗽之症，本是肺虚，其补肺也明矣，奈何兼亦肾乎？盖肺经之气，夜必归于肾。若肺金为心火所伤，必求救于其子，子若力量不足，将何以救其母哉？

【药物组成】熟地 一两　麦冬 一两　山萸 四钱　元参 五钱　苏子 一钱　牛膝 一钱　沙参 三钱　天冬 一钱　紫菀 五分

【用法用量】上药炼蜜为丸，樱桃大，净绵包之，口中嚼化。虚劳未曾失血，脉未数者，均可用之，不过十粒即见效，二十粒愈。

【方解】此方之妙，全在竣补肾水，而少清肺金，则子盛于母，而母仇可报也。况又有祛邪之品，用之得宜，全不耗散肺金，外邪退舍，不敢重犯，此肺肾同治之法也。

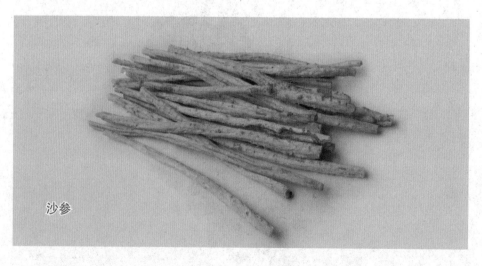

沙参

气治法

气虚、气实，不可不平之也。气实者，非气实乃正气虚而邪气实也。法当用补气之药，而加祛逐之品，则正气足而邪气消矣。

【药物组成】人参 一钱　白术 一钱　甘草 一钱　麻黄 一钱　半夏 一钱　柴胡 三钱　白芍 三钱

【用法用量】水煎服。

【方解】推而广之，治气非一条也。

气滞：补中益气汤可用；

气衰：六君子汤可采；

气寒：人参白术附子汤可施；

气虚：则用四君汤；

气郁：则用归脾汤；

气热：则用生脉散；

气喘：则用独参汤；

气动：则用二陈汤加人参；

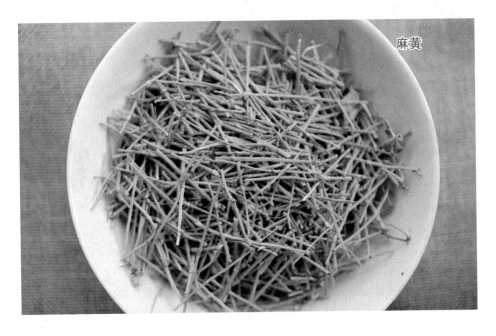

麻黄

男科上卷

171

气塞：则用射干汤；

气逆：则用逍遥散。

气虚则羸弱，气实则壮盛。气虚用前方，气实用另一方：

【药物组成】枳壳 五分　白术 一钱　陈皮 五分　茯苓 三钱　甘草 一钱　柴胡 一钱　白芍 二钱　栀子 一钱　山楂 十个

【用法用量】水煎服。

气　喘

凡人气喘而上者，人以为气有

余也，殊不知气盛当作气虚看，有余认作不足看。若认作肺气之盛，而错用苏叶、桔梗、百部、山豆根之类，则去生远矣。

【药物组成】人参 一两　牛膝 三钱　熟地 五钱　山茱萸 四钱　枸杞 一钱　麦冬 五钱　五味子 一钱　胡桃肉 三个　生姜 五片

【用法用量】水煎服。

【方解】此方不治肺，而正所以治肺也。或疑人参乃健脾之药，既宜补肾，则不宜多用人参。不知肾水大虚，一时不能遽生，非急补其气，

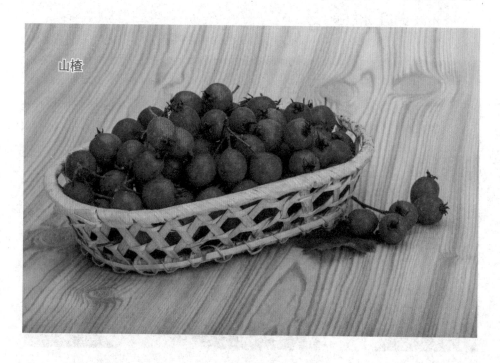

山楂

则元阳一线，必且断绝。况人参少用则泛上，多用即下行。妙在用人参两许，使下达病源，补气以生肾水。方中熟地、山萸之类，同气相求，直入命门，又何患其多哉？若病重之人，尤宜多加，一两尚欠少也。但喘有初起之喘，有久病之喘。初起之喘多实邪，久病之喘多气虚。实邪喘者必抬肩，气虚喘者微微气急耳。此方治久病之喘方也。若初病之喘，四磨、四七汤，一剂即止。盖喘不独肺气虚，而肾水亦竭也。

气　短

此症似喘而实非喘也，若作实喘治之，则立死矣。盖气短乃肾气虚耗，气冲于上焦，壅塞于肺经，症似有余而实为不足也。

【药物组成】　人参 二两　　麦冬 五钱　五味子 二钱　牛膝 三钱　熟地 一两　山萸 三钱　破故纸 三钱　枸杞 三钱　胡桃肉 三个

【用法用量】　水煎服。

【方解】　三剂气平而喘定矣。

此方妙在用人参之多，能下达气原，挽回于无何有之乡。其余纯是补肺、补肾之品，子母相求，水气自旺，则火气自安于故宅，不上冲于咽门，此治气短之妙法也。

实　喘

凡实喘之症，气大急，喉中必作声，肩必抬起，此症若重而实轻也。

【药物组成】　黄芩 二钱　　麦冬 三钱　柴胡 一钱　苏叶 一钱　乌药 一钱　半夏 一钱　山豆根 一钱　甘草 五分

【用法用量】　水煎服。

【方解】　一剂喘定，不必再剂也。

虚　喘

此症气少息而喉无声，肩不抬也。此乃肾气大虚，脾气又复将绝，故奔冲而上，欲绝未绝也。方用救绝止喘汤。

男科上卷

救绝止喘汤

【药物组成】人参 一两　熟地 一两　山萸 三钱　牛膝 一钱　麦冬 五钱　五味子 一钱　白芥子 一钱

【用法用量】水煎服。

抬肩大喘

人忽感风邪，寒入于肺，以致喘急、肩抬气逆，痰吐不出，身不能卧。

【药物组成】柴胡 二钱　茯苓 二钱　麦冬 二钱　桔梗 二钱　当归 二钱　黄芩 一钱　射干 一钱　半夏 一钱　甘草 一钱

【用法用量】水煎服。

【方解】此方妙在用柴胡、射干、桔梗，以发舒肺金之气，用半夏以去痰，用黄芩以去火。但外感寒邪，内必变为热症，故用黄芩以清解之。然徒用黄芩，虽曰清火，转足以抑遏其火气，而火未必伏也。有柴胡、射干、桔梗一派辛散之品，则足以消火灭邪矣。

肾寒气喘

凡人气喘而不能卧，吐痰如涌泉者，舌不燥而喘不止，一卧即喘，此非外感之寒邪，乃肾中之寒气也。

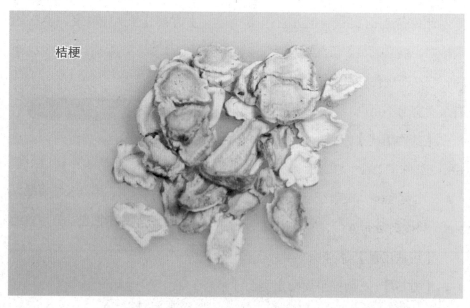

桔梗

盖肾中无火，则水无所养，乃泛上而为痰，方用六味地黄汤加肉桂、附子、大剂饮之。盖人之卧，必肺气与肾气相安，而居河车之路，平安而无奔越也。

肾火扶肝上冲

凡人肾火之逆，扶肝气而上冲，以致作喘，甚有吐红粉痰者，此乃肾火炎上以烧肺金，肺热不能克肝，而龙雷之火升腾矣。龙雷火，相火也。

【药物组成】 地骨皮 一两　沙参 一两　丹参 三钱　麦冬 五钱　白芍 五钱　白芥子 二钱　桔梗 五分　甘草 三分

【用法用量】 水煎服。

【方解】 此方妙在地骨皮清骨髓中之火，沙参、丹皮以养阴，白芍平肝，麦冬清肺，甘草、桔梗引入肺经，则痰喘除而气喘定矣。

喘　嗽

人有喘而嗽者，人以为气虚而有风痰也，谁知是气虚不能归源于肾，而肝木挟之作祟乎？法当峻补其肾，少助以引火之品，则气自归源于肾，而喘嗽自止矣。

【药物组成】 人参 一两　熟地 二两　麦冬 五钱　五味子 一钱　牛膝 一钱　枸杞 一钱　菟丝子 一钱　茯苓 三钱　白术 一钱

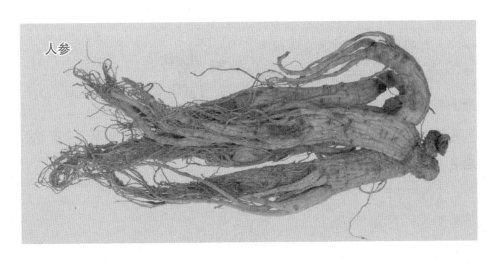

人参

男科上卷

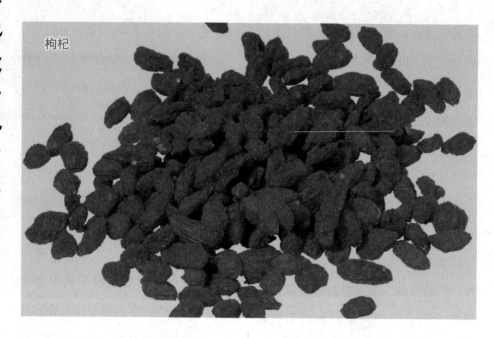
枸杞

【用法用量】水煎服。

【方解】连服几剂，必有奇功。倘以四磨、四七汤治之，必不效矣。

假热气喘吐痰

人有假热气喘吐痰者，人以为热，而非热也，乃下元寒极，逼其火而上喘也。此最危急之症，苟不急补其肾与命门之火，则一线之微，必然断绝。

【药物组成】熟地 四两　山药

三两　麦冬 三两　五味子 一两　牛膝 一两　附子 一钱　肉桂 一钱

【用法用量】水煎冷服，一剂而愈。

喘而脉微涩

贞元饮

【药物组成】熟地 三两　当归 七钱　甘草 一钱

【用法用量】水煎服。

【方解】妇人多有此症。

吐血及血门

论治血宜顺性

凡人出血，乃血病不肯归经，或上或下，或四肢皮毛，各处出血者是也。血循经络，外行于皮毛，中行于脏腑，内行于筋骨，上行于头月、两手，下行于二便、两足、一脐，固身无非血路，一不归经，自然各处妄行，有孔则钻，有洞则泄，甚者呕吐，或见于皮毛，或出于齿缝，或渗于脐腹，或露于二便，皆宜顺其性而引之归经。

【药物组成】熟地 五钱　生地 五钱　当归 三钱　白芍 三钱　川芎 一钱　黑荆芥 一钱　茜草 一钱　甘草 一钱

【用法用量】水煎服。

【方解】此方即加味四物汤，妙在用茜草、荆芥，引血归经，不拂乱其性，则血自归经，各不相犯矣。

阳症吐血

凡人感伤暑气，忽然吐血盈盆，人以为阴虚也，不知阴虚吐血与阳虚不同。阴虚吐血者，人安静，不似阳虚之燥动不宁也。阳虚必大热作渴，欲饮凉水，舌必有刺，不似阴虚之口不渴而舌滑也。法当清胃火，不必止血也。

【药物组成】生石膏 三钱　青蒿 五钱　香薷 三钱　荆芥 一钱　当归 三钱　人参 三钱

【用法用量】水煎服。

【方解】此方乃阳症吐血之神剂也。方中虽有解暑之味，然而补正多于解暑，去香薷一味，实可通治诸阳症之吐血也。但此方止可用一二剂，即宜改用六味地黄汤，以滋其阴水，水足则阳火自消耳。

男科上卷

血不归经吐血

此症吐血，人以为火盛，用凉药以泻火，乃火愈盛而血愈多；或用止血之品仍不效者，谁知是血不归经乎？治法当用补气之药，而佐以引血归经之味，不止血而自止矣。

【药物组成】人参 五钱　当归 一两　炒丹皮 三钱　炒荆芥 三钱

【用法用量】水煎服。

【方解】一剂而血无不止者。此方妙在不专补血，而反去补气以补血；尤妙在不去止血，而去行血以止血。盖血逢寒则凝结而不行，逢散则归经而不逆，救死于呼吸之际，实大有奇功。

大 怒 吐 血

有大怒后吐血，或倾盆而出，或冲口而来，一时昏晕，死在顷刻也。以止血治之，则气闷而不安；以补血治之，则胸满而不受；有变症蜂起而死者，不可不治之得法也。方用解血平气汤。

解血平气汤

【药物组成】白芍 二两　当归 二两　炒荆芥 三钱　黑栀子 三钱　柴胡 八分　红花 二两　甘草 一钱

【用法用量】水煎服。

【方解】一剂而气平舒，二剂而血止息，三剂而病大愈。盖怒伤肝，不能平其气，以致吐血。若不先舒气而遽止血，则愈激动肝木之气，必气愈旺而血愈吐矣。方中芍药为多用之品，平肝而又舒气；荆芥、柴胡，皆引血归经之品；当归，红花，生新去旧；安有不愈者哉?

肺 经 吐 血

六味地黄汤加麦冬、五味子，最能补肾滋肝，木得其养，则有可藏之经而不外泄，血症最宜服之。据《石室秘录》"血治法"录如下：血病最忌寒凉之品，寒则凝滞而不行，难以归经。六味地黄丸汤，妙在不寒不热，补肾水以滋肝木，肝木得养，则血有可藏之经，自然不致外泄，何至上吐?

【药物组成】 六味地黄汤（加麦冬、五味子、熟地 五钱） 山茱萸 三钱 山药 二钱 丹皮 三钱 泽泻 二钱 茯苓 二钱 麦冬 三钱 五味子 一钱

【用法用量】水煎服。

【方解】 六味地黄汤得麦冬、五味子二味，又能清补肺金，使毛皮得养，毛孔坚固，则血难外越。肺金不干，下且足以克肝，而肝木畏金之克，又何至上犯于肺耶？故血症最宜用此方，久服三年不吐，始庆重生，否则尚在生死之间也。

吐白血

血未有不红者，何以名"白血"？不知久病之人，吐痰皆白沫，乃白血也。白沫何以名白血？以其状似蟹涎，无败痰存其中，实血而非痰也。若将所吐沫，露于星光之下，一夜必变红矣。此沫出于肾，而肾火沸腾于咽喉，不得不吐之者也。虽是白沫，而实肾中之精，岂特血而已哉？苟不速治，则白沫变为绿痰，无可如

何矣。

【药物组成】 熟地 一两 山茱萸 五钱 山药 五钱 丹皮 二钱 茯苓 五钱 泽泻 二钱 麦冬 一两 五味子 一钱

【用法用量】水煎服，日日服之。

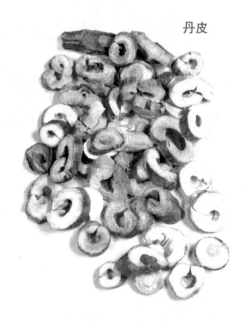

丹皮

三黑神奇饮

凡人感伤暑气，忽然吐血盈盆，人以为阴虚也，不知阴虚吐血与阳虚不同。阴虚吐血者，人安静，不似阳虚之燥动不宁也。阳虚必大热作

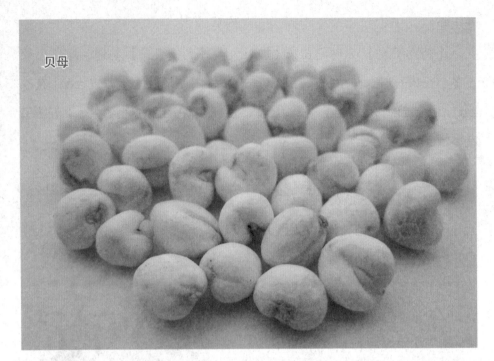

贝母

渴，欲饮凉水，舌必有刺，不似阴虚之口不渴而舌滑也。法当清胃火，不必止血也。

【药物组成】 丹皮 七分，炒黑　栀子 五分，炒黑　真蒲黄 一钱二分，炒黑　川芎 一钱，酒洗　生地 一钱，酒洗　贝母 一钱　陈皮 七分

【用法用量】 水二樽，童便、藕汁各半樽，煎服。

【方解】 此方治吐血，神效无比，二剂止。

急救吐血

吐血不止，救急。

【药物组成】 青柏叶 一把　干姜 三片　阿胶 一挺

【用法用量】 共三味，水二碗，煎一碗服。

又方：

就用吐出血块，炒黑为末，每服三人，以麦冬汤调服。

又方：

以古金墨磨汁，同萝卜汁饮之。

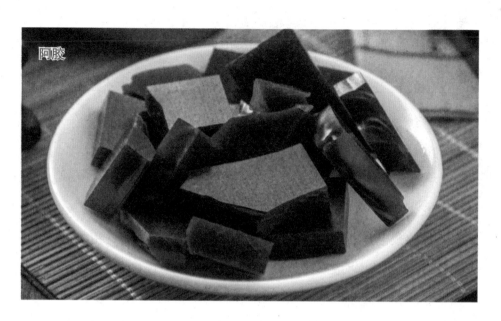

阿胶

又方：

茜草根末二三钱，童便煎服。

又方：

吐血不止，藕汁加童便良。

又方：

大苏叶根，捣汁温服。

衄 血

鼻血欲死，乱发烧灰，水服方寸七，仍吹之。

又方：

刀削指甲末，吹之即止。

呕吐门

反胃大吐

大吐之症，舌有芒刺，双目红肿，人以为热也，谁知是肾水之方乎？盖脾胃必借肾水而滋润之，肾水一亏，则胃之火沸腾而上，以致目红而舌芒刺也。但此症时燥时静，时欲饮水，及水到又不欲饮，即强饮之，亦不甚快，此乃上假热而下真寒也，宜六味地黄汤加桂、附，水煎，冷服。此方可治上假热而下真寒者，无

不神妙奏功，大吐之症宜之耳。

外治法

先以手擦其足心，使极热时，然后用附子一个煎汤，用鹅翎扫之，随干随扫，少顷亦不吐矣。后以六味地黄汤，大剂饮之，即安然也。或服逍遥散加黄连，亦立止也。无如世医以杂药妄投而成噎膈矣。

【药物组成】熟地 二两　山茱萸 一两　当归 五钱　元参 一两　牛膝 三钱　白芥子 三钱

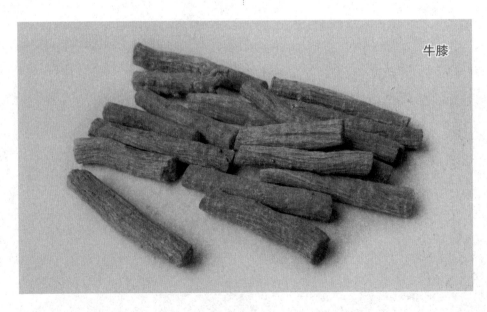

牛膝

【用法用量】水煎服。

【方解】 盖肾水不足，则大肠必干而细，饮食入胃，不能下行，故反而上吐矣。

寒邪犯肾大吐

寒邪入肾宫，将脾胃之水，挟之尽出，手足厥逆，少腹痛不可忍，以热物熨之少快，否则寒冷欲死。不知者以为胃病，而乃肾病也。

【药物组成】附子 一个　白术四两　肉桂 一钱　干姜 三钱　人参 三两

【用法用量】水煎服。

【方解】 下喉便觉吐定，煎渣再服，则安然如故矣。盖肾水养人，何能克心以死人? 惟阴寒邪气，直入肾宫，则肾火外避，而诸邪挟众，逆犯心君，则不宁矣。所以必用附子、肉桂、干姜，一派辛辣之热药，而不必多用人参以定变，使诸药遍列分部，无非春温之气，自然寒邪散而吐止矣。

肾虚呕吐

呕吐之症，人以为胃虚也，谁知是由于肾虚乎? 故治吐不效，未窥见病之根也。

【药物组成】人参 三钱　白术五钱　薏苡仁 五钱　芡实 五钱　砂仁五粒　吴茱萸 五分

【用法用量】水煎服。

【方解】 此方似乎治脾胃之药，不知皆治肾之味。方中取人参救胃之外，其余药品，俱入肾经，而不止留在脾也。肾火生脾，脾土生胃，胃气一转，呕吐自平，此治胃而用治肾之法，人知之乎?

脾虚胃吐

胃吐由于脾虚，脾气不下行，自必上反而呕，补脾则胃安。

【药物组成】人参 三钱　茯苓三钱　白术 五钱　甘草 一钱　肉桂 一钱神曲 一钱　半夏 一钱　砂仁 三粒

【用法用量】水煎服。

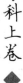

男科上卷

【方解】 此方治胃病以补脾土者，何也？盖胃为肾之关，关门之沸腾，由于关中之溃乱，然则欲使关外之安静，必先使关中之安宁。况用砂仁、半夏、神曲等味，全是止吐之品，有不奏功如神者乎？此脾胃双补法也。

肾寒吐泻

肾寒吐泻，由于心寒胃弱，呕吐不已，食久而出是也。下利不已，五更时痛泻三五次者是也。此症人以

为脾胃之寒，服脾胃药而不效者，何也？盖胃为肾之关，脾为肾之海。胃气弱，不补命门之火，则心包甚寒，何以生胃土而消谷食？脾气弱，不补命门之火，则下焦虚寒，何以化糟粕而生精微？故补脾胃莫急于补肾也。

【药物组成】 熟地 三两　山茱萸 二两　茯苓 三两　人参 三两　山药 四两　附子 一两　肉桂 一两　五味子 一两　吴茱萸 五钱

【用法用量】 上药炼蜜为丸，每日空心服五钱。

【方解】 此方之妙，全在用肾

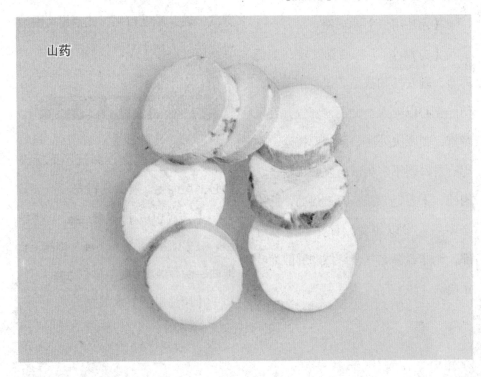

山药

药居多，而脾胃药居少。尤妙在用热温之药，于补肾、补土之中，则火足而土健，谁知水足而生火乎？此种议论，举世未闻，岂徒托空言以示奇乎？实有至理存焉。试之无不效奏顷刻，愿世人加意此妙法也。

火 吐

此症若降火，则由脾而入于大肠，必变为便血之症，方用清火止泻汤。

🌿 清火止泻汤

【药物组成】 茯苓 一两　 人参 二钱　 砂仁 三粒　 黄连 三钱

【用法用量】 水煎服。

寒 吐

此症若降寒，则又引入肾，而流于膀胱，必变为遗尿之症，法宜散寒止吐，方用止呕散寒汤。

🌿 止呕散寒汤

【药物组成】 白术 二两　 人参 五钱　 附子 一钱　 干姜 一钱　 丁香 五分

【用法用量】 水煎服。

【方解】 此方散寒而用补脾之品，则寒不能上越，而亦不得下行，势不得不从脐出也。

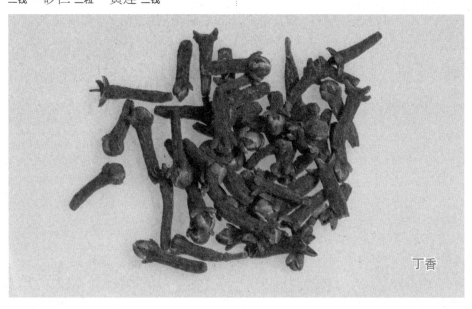

丁香

男科上卷

反胃

人有食入而即出者，乃肾水虚不能润喉，故喉燥而即出也。

【药物组成】 熟地 二两　山茱萸 五钱　山药 一两　丹皮 三钱　茯苓 五钱　泽泻 三钱　麦冬 五钱　五味子 一钱

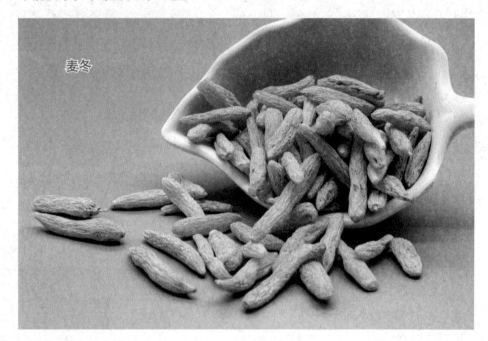

麦冬

臌症门

水臌

此证满身皆肿，按之如泥者是也。若不急救，水流四肢，不得从膀胱而出，则为死症矣。方用**决流汤**。

决流汤

【药物组成】黑丑 二钱　甘遂 二钱　肉桂 一两　车前子 一两

【用法用量】水煎服。

【方解】一剂而水流斗余，二剂而痊愈，断不可与三剂也，与三剂反杀之矣。盖牵牛、甘遂，最善利水，又加之肉桂、车前子，引水以入膀胱，利水而不走气，不使牛、遂之过猛也。二剂之后，须用五苓散调理二剂，再以六君子汤补脾可也。更须忌食盐三月，犯之则不救矣。

气臌

此证乃气虚作肿，似水而非水也，但按之不如泥耳。必先从脚面上肿起，后渐肿至身上，于是头面皆肿者有之，此之谓之气臌。宜于健脾行气之中，加利水之品。若以水臌治之，是速之死也。

【药物组成】白术 一两　茯苓 一两　人参 一钱　甘草 一分　山药 五钱　肉桂 一分　莱菔子 一钱　枳壳 五分　薏苡仁 一两　车前子 一钱　神曲 一钱

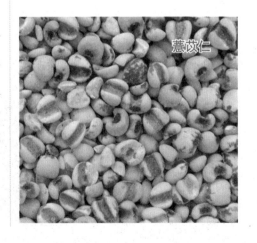

薏苡仁

男科上卷

【用法用量】水煎服。

【方解】初服若觉有碍，久之自有大功，不过三十剂而痊愈矣。忌食盐三月，秋石亦忌。

虫臌

此症小腹作痛，四肢浮肿而未甚，面色红而有白点，如虫食之状，眼下无卧蚕微肿之形，是之谓之血臌，方用消虫神奇丹。

消虫神奇丹

【药物组成】雷丸 三钱　当归一两　鳖甲 一两　地栗粉 一两　神曲三钱　茯苓 三钱　车前子 五钱　白矾三钱

【用法用量】水煎服。

【方解】一剂下虫无数，二剂虫尽出而臌消，不必三剂。但病好后必须用六君子汤去甘草调理。

血臌

此症或因跌闪而瘀血不散，或因忧郁而结血不行，或因风邪而蓄血不散，留在腹中，致成血臌。饮食入胃，不变精血，反去助邪，久则胀，胀则成臌矣。倘以治水法逐之，而症非水，徒伤元气。倘以治气法治之，而症非气，徒增饱满。方用逐瘀荡秽汤。

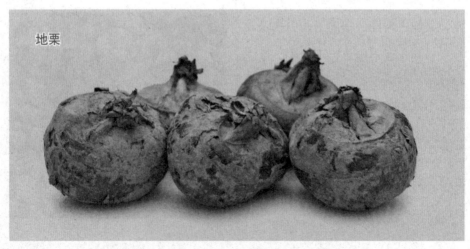

地栗

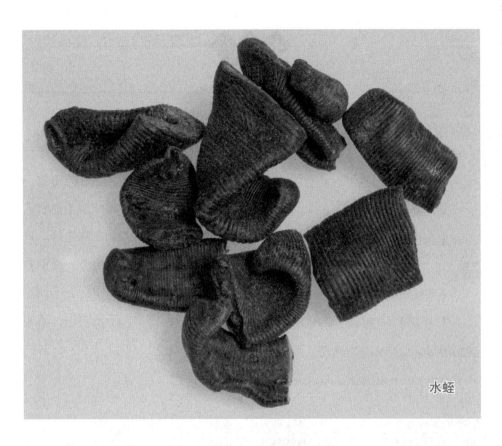

水蛭

辨血臌，惟腹胀如臌，而四肢手足并无胀意也。

逐瘀荡秽汤

【药物组成】 水蛭 炒黄为末，三钱
当归 二两　雷丸 三钱　白芍 三钱　红
花 三钱　枳壳 三钱　牛膝 三钱　桃仁
四十粒

【用法用量】水煎服。

【方解】 一剂血尽而愈，切勿
与二剂，当改用四物汤调理。于补血
内加白术、茯苓、人参，补元气而利
水，自然痊愈，否则恐成干枯之症。

枳壳

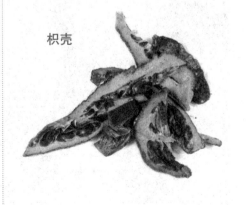

水症门

水肿

此证土不能克水也。

【药物组成】 牵牛 三钱 甘遂 三钱

【用法用量】 水煎服。

【方解】 一服则大泻水斗余，肿胀消尽，此则直夺其水势，而土得其平成也。……第服此二味之后，切不可食盐，一食盐则前病重犯，不可救矣。此症治法虽多，独此方奇效。其次，鸡屎醴亦效，鸡屎醴治血臌尤效。然鸡屎醴终不若此二味之神。盖鸡屎醴有毒，而此无毒也。一说前方用牛、遂各三钱，过于竣猛，不如用一钱，病去不伤本，不消再进，不失中和之道。

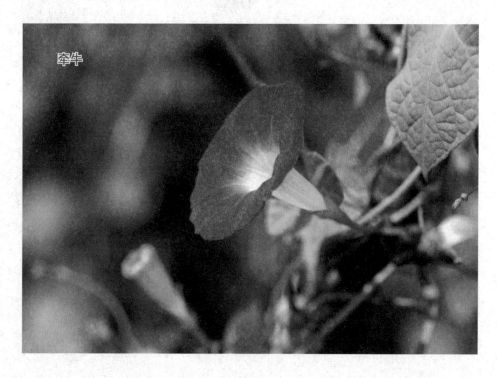

牵牛

呃 逆

此证乃水气凌心包也。心包为水气所凌，呃逆不止，号召五脏之气，救水气之犯心也。治法当利湿分水，而呃逆自除也。方用止呃汤。

止呃汤

【药物组成】茯神 一两　薏苡仁 一两　芡实 五钱　丁香 五钱　苍术 三钱　白术 三钱　人参 三钱　法半夏 一钱　陈皮 一钱　吴茱萸 三分

【用法用量】水煎服，二剂愈。

水结膀胱

此证目突口张，足肿气喘，人以为不治之症也。〔殊〕不知膀胱与肾为表里，膀胱之开合，肾司其权也。故通其肾气，而膀胱自通矣。方用通肾消水汤。

通肾消水汤

【药物组成】熟地 一两　山茱萸 钱半　山药 一两　薏苡仁 一两　茯神 五钱　车前子 三钱　肉桂 一钱　牛膝 一钱

【用法用量】水煎服。

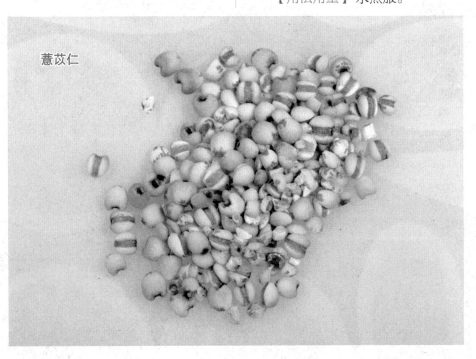

薏苡仁

男科上卷

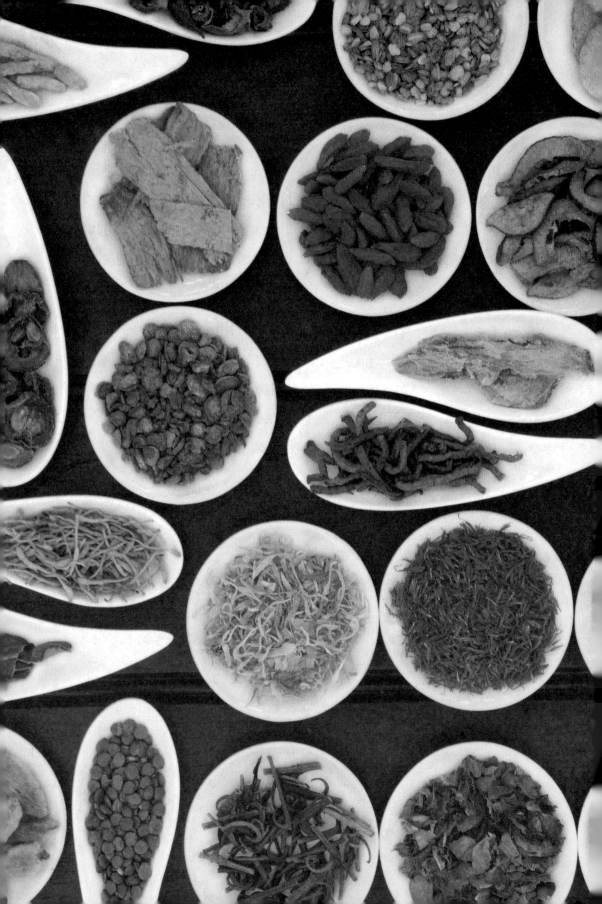

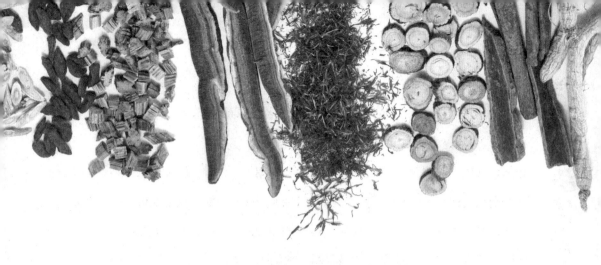

男科下卷

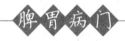
脾胃病门

辨脾胃症

凡人能食而不能化者，乃胃不病而脾病也，当宜补脾。而补脾尤宜补肾中之火，盖肾火能生脾土也。凡人不能食，食之而安然者，乃胃病而非脾病也，不可补肾中之火，当补心中之火，盖心火能生胃土也。世人一见不饮食，动曰脾胃病，殊不知胃之虚寒责之心，脾之虚寒责之肾，不可不辨也。

气虚胃虚

凡人病气虚者，乃身体羸弱，饮食不进，或大便溏泄，小便艰涩。

【药物组成】人参 一两　白术 五钱　茯苓 三钱　甘草 一钱　陈皮 一钱　泽泻 三钱　车前子 一钱

陈皮

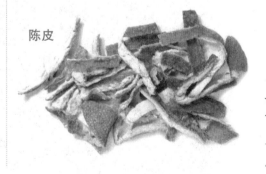

男科下卷

【用法用量】水煎服。

【方解】 此方用人参为君者，开其胃气也。盖胃为肾之关，关门不开，则上之饮食不能进，下之糟粕不能化，必用人参以养胃土，茯苓、车前以分消水气也。〔且胃之性最喜温和而不喜湿，湿者必上壅而呕、下积而泄矣。今顺土之性而温补之，则饮食自进，而大小便安其位矣。或服此方而未愈，兼服八味丸，最能实大肠而利膀胱也。〕

● 气虚饮食不消 ●

饮食入胃，必须胃气充足，始

能化糟粕而生津液。今饮食不消，气虚故也。

【药物组成】人参 二钱　白术 三钱　茯苓 三钱　甘草 三钱　陈皮 五分　神曲 五分　黄芪 三钱　麦芽 五分　山楂 五粒　炮姜 一钱

【用法用量】水煎服。

【方解】 伤面食，加莱菔子。有痰，加半夏、白芥子各一钱。咳嗽，加苏子一钱，桔梗二钱。伤风，加柴胡二钱。夜卧不安，加炒枣仁二钱。胸中微痛，加枳壳五分。方内纯是开胃之品，又恐消食难消，更加消导之味，则饮食化而津液生矣。

麦芽

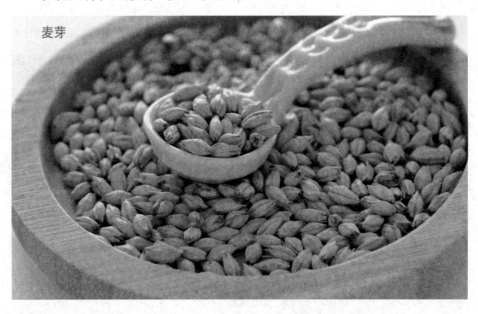

倒饱中满

气虚不能食，食则倒满。

【药物组成】人参 一钱　白术 二钱　茯苓 三钱　甘草 一钱　陈皮 三分　山药 三钱　莱菔子 一钱　薏苡仁 五钱　芡实 五钱

【用法用量】水煎服。

【方解】下喉虽则微胀，入腹渐觉爽快。

胃气虚寒

心肾兼补，治脾胃两虚者固效矣。若单是胃之虚寒，自宜独治心之为妙。

【药物组成】人参 一两　白术 三两　茯神 三两　山药 四两　半夏 三两　菖蒲 五钱　远志 一两　白芍 二两　枣仁 五钱　莲子 三两　白芥子 四钱　良姜 五钱　附子 三钱

【用法用量】炼蜜为丸，每日滚水送下三钱。

【方解】此方补心火并疏肝气，内加附子、良姜，以助火热之气，心火足，自然生胃土；胃土足，饮食自然能进而无害矣。

健脾丸

心肾兼补，治脾胃两虚者固效矣。若单是胃之虚寒，自宜独治心之为妙。

【药物组成】炒白术 二两半　莲子 二两半　炒山药 二两半　山楂 二两半　芡实 一两　茯苓 一两

【用法用量】以上六味，俱饭上蒸晒两次，加神曲五钱，白芍五钱，白色大米虫五钱，陈皮二钱，泽泻二钱，蜜丸，空心米饮送下二三钱，宜常服。如瘦极成疳，加芦荟三钱，杜仲二钱。如泄泻，加白果（煨）三钱。如内热口干，大便结，加黄连二钱，姜炒。如潮热，加柴胡三钱。如骨蒸，加地骨皮五钱。如有

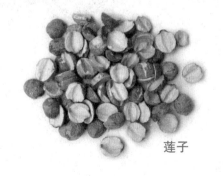

莲子

虫，加使君子三钱。如肚腹胀大，大便闭塞，肠鸣作响，加槟榔五分，木香一钱。

大健脾丸方

【药物组成】焦白术 三两　人参 一两　扁豆 一两　莲子 一两半　茯苓 一两半　山药 一两　芡实 二两半　陈皮 二两　神曲 二两　山楂 二两　薏苡仁 三两　麦芽 一两半　黄连 三两半　泽泻 四钱　藿香 五钱　桔梗 五钱　炙甘草 五钱　白豆蔻 四钱

【用法用量】炼蜜为丸，每日早晚米饮送下。

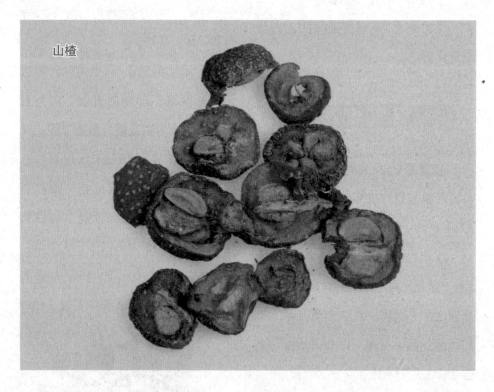

山楂

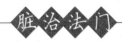

脏治者,五脏中有病而治之者也。脏有五,治法惟三:脾肺同一治,肾肝同一治,心肾同一治也。

肺脾双亏

肺气之伤,必补脾气;脾气既伤,肺气亦困;故补肺必须补脾,补脾必须补肺也。如人咳嗽不已,吐泻不已,此肺脾之伤也。人以为咳嗽宜治肺,吐泻宜治脾。殊不知咳嗽由于脾气之衰,斡旋之令不行,则上为咳嗽矣。吐泻由于肺气之弱,整肃之令不行,则上吐而下泻矣。

【药物组成】人参 一钱　麦冬 三钱　茯苓 三钱　柴胡 一钱　神曲 五分　车前子 一钱　薏苡仁 一钱　甘草 一钱

【用法用量】水煎服。

【方解】此方乃治肺、治脾之药,合而用之,咳嗽、喘病之尽除,呕吐、泻症之各去,所谓一方而两用之也。

肾肝两虚

肾肝同治者,肾水亏不能滋肝木,则肝木抑郁而不舒,必有两胁饱闷之症。肝木郁不能生肾中之火,则肾水日寒,必有腰背难于俯仰之症。故补肝必须补肾中之水;补肾中之水又不可不补肝木。倘补肝而不补肾,则胁痛何以顿除?补肾而不补肝,则腰脊何以立愈?

【药物组成】熟地 一两　山茱萸 五钱　当归 五钱　白芍 五钱　柴胡 二钱　肉桂 一钱

【用法用量】水煎服。

【方解】此方熟地、山茱萸,补肾之药;当归、白芍、柴胡、肉桂,补肝之品。既云平肝补肾,似乎用药不宜有轻重,今补肝之品多

男科下卷

于补肾者何也？盖肾为肝之母，肝又为命门之母也，岂有肝木旺而不生命门之火者哉？命门是一身主宰，当生五脏之气，不宜为五脏所生。然而五脏叠为生克，肝既是木，岂有木不能生命门之火乎？此有至理存焉，愿世人勿惊为创说奇闻，而疑为不可执之以治病也。

心肾不交

肾，水脏也。心，火脏也。是心、肾二经为仇敌，似乎不宜牵连而一治之。不知心，肾虽相克而实相须，无心之火则成死灰，无肾之水则成冰炭。心必得肾气以滋养，肾必得心火而温暖。如人惊悸不安，梦遗精泄，岂非心肾不交乎？人以惊悸不安为心之病，我以为肾之病；人以梦遗精泄为肾之病，我以为心之病。非颠倒也，实有至理焉。

【药物组成】熟地 五两　山茱萸 三两　山药 三两　人参 三两　白术 五两　芡实 五两　茯神 三两　菖蒲 一两　炒枣仁 三两　远志 一两　五味子 一两　麦冬 三两　柏子仁 三两

【用法用量】炼蜜为丸，早晚温水送下五钱。

【方解】此方之妙，治肾之药少于治心之味。盖心君宁静，肾气自安，肾气既安，何至心动？此治心正所以治肾，而治肾正所以治心也，所谓心肾相根据。

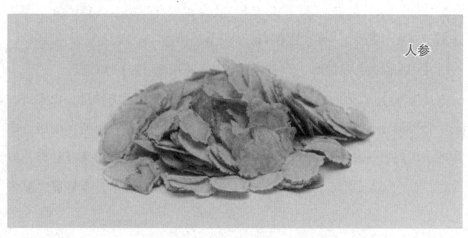

人参

198

两病同治门

便血又尿血

血分前后，便血出于后阴，尿血出于前阴，最难调治，然总之出血于下也。

【药物组成】 生地黄 一两　地榆 五钱

【方解】 水煎服，二症俱愈。盖大小便虽各有经络，而其源同，因膀胱之热而来也。生地、地榆俱能清膀胱之热，一方而两用之，盖分之中又有合也。

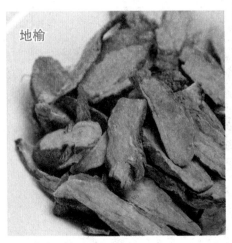

地榆

腰痛又头痛

腰痛又头痛，上下相殊也，如何治之？治腰乎、治头乎？谁知是肾气不通乎？盖肾气上通于脑，而脑气下达于肾，上下虽殊，而气实相通。法当用温补之药，以大益其肾中之阴，则上下之气通矣。

【药物组成】 熟地 一两　杜仲 五钱　麦冬 五钱　北五味 二钱

【用法用量】 水煎服，一剂即愈。

【方解】 方内熟地、杜仲，肾中之药也，腰痛是其专功。今并头痛而亦愈者，何也？盖头痛乃肾气不上达之故，用熟地补肾之味，则肾气旺而上通于脑，故腰不痛而头亦不痛矣。合中有分，分中又有合也。

男科下卷

199

遗精又健忘

遗精，下病也。健忘，上病也。何以分治之而咸当乎？

【药物组成】人参 三两　莲须 二两　芡实 三两　熟地 五两　山药 四两　麦冬 三两　五味子 一两　生枣仁 三两　远志 一两　石菖蒲 一两　当归 三两　山茱萸 三两　柏子仁 一两

【用法用量】炼蜜为丸，每日服五钱，白水下。

【方解】此方乃治健忘之方，何以治遗精而亦效耶？盖遗精本是肾水之虚，而实本于心头之痛。今补其心君，则玉关不必闭而自闭矣，所谓"一举而两得"。此合中之分，实有殊功也。

泄泻又吞酸

泄泻者，寒也。吞酸者，火也。似乎寒热殊而治法宜异矣。不知吞酸虽热，由于肝气之郁结；泄泻虽寒，由于肝木之克脾。苟一方以治木郁，又一方以培脾土，土必大崩，木必大雕矣。不若一方而两治之为愈也。

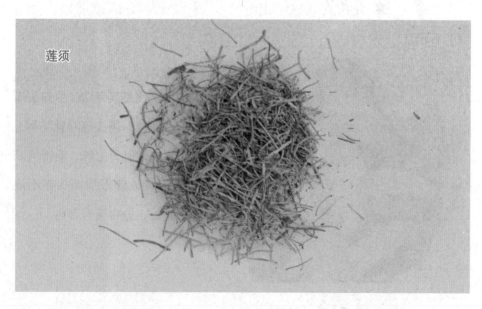

莲须

【药物组成】柴胡 一钱　白芍 五钱　茯苓 三钱　陈皮 五分　车前子 一钱　神曲 五分　甘草 五分

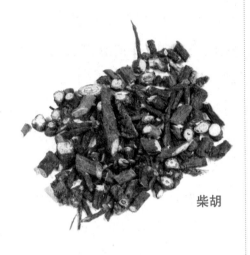

柴胡

【用法用量】水煎服。

【方解】此方之奇绝，在白芍之妙。盖白芍乃肝经之药，最善舒肝木之郁，木郁一舒，上不克胃，而下不克脾。方中又有茯苓、车前子以分消水湿之气，则水尽从小便出，何有余水以吞酸，剩汁以泄泻哉？况又有半夏、神曲之消痰化

粕，此一合也治而有分治之功，世人未尽知也。

中气又中痰

中气、中痰，虽然中之异，而实皆中于气之虚也。气虚自然多痰，痰多必然耗气，虽分而实合耳。

【药物组成】人参 一两　半夏 三钱　南星 三钱　茯苓 三钱　附子 一钱　甘草 一钱

【用法用量】水煎服。

【方解】盖人参原是气分之神剂，而亦消痰之妙药；半夏、南星虽是逐痰之神品，而亦扶气之正药；附子、甘草，一仁一勇，相济而成，用之于三味之中，扶正必致祛邪，荡痰必然益气，分合而无分合之形，奇绝而有神化之妙，又不可不知也。

男科下卷

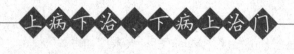
妇科圣手傅青主
奇方妙治

病在上而求诸下

头痛、目痛、耳红、腮肿，一切上焦等证，除清凉发散正治外，人即束手无策，而不知更有三法：如大便结，脉沉实者，用酒蒸大黄三钱，微下之，此名釜底抽薪之法。如大便泄，脉沉，足冷者，宜六味地黄汤加牛膝、车前、肉桂；足冷甚者，加熟附子。是冷极于下，迫其浮火上升也。此名导龙入海之法。大便如常，脉无力者，用车前子、牛膝行之下行，此名引火归源之法也。

病在下而求诸上

凡治下焦病，用药不效者，须从上治之：如足痛、足肿，无力软弱，膝疮红肿，用木瓜、薏苡仁、牛膝、防己、黄柏、苍术之品不效者，定是中气下陷，湿热下流，用补中益气汤升提之。如足软不能行而能食，名曰痿证，宜清肺热。如治泄泻，用实脾利水之剂不效者，亦用补中益气汤去当归，加炮姜、苍术；脉迟，加肉蔻、破故纸。如尿血，用凉血利水药不效，用清心莲子饮。若清心不止，再加升麻。如治便血，用止涩之药不效，或兼泄泻，须察其脉，如右关微，或数大无力，是脾虚不摄血，宜六君子汤加炮姜。若右关沉紧，是饮食伤脾，不能摄血，加沉香二分。右寸洪数，是实热在肺，宜清肺，用麦冬、花粉、元参、枯芩、桔梗、五味子、枳壳等味。

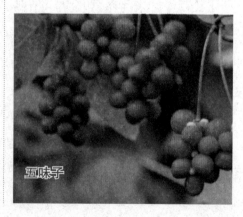
五味子

202

寒热厥辨

寒厥者，手足必青，饮水必吐，腹必痛，喜火熨之。若热厥，手足虽寒而不青紫，饮水不吐，熨则腹必痛。不可不辨也。

热 厥

一时手足厥逆，痛不可忍，人以为四肢、手足之风症也，不知乃心中热蒸，外不能泄，故四肢手足则寒，而胸腹皮热如火。

【药物组成】 柴胡 三钱　当归二钱　荆芥 一钱　黄连 二钱　炒栀子二钱　半夏 一钱　枳壳 一钱

【用法用量】 水煎服，二剂愈。

【方解】 盖厥症多是火病，厥之甚则热之甚也。故舒其内热，而四肢手足自温矣。方中妙在用柴胡为君，诸寒凉之药，直入心、肝之内，

又不凝滞于胸膈之间。盖柴胡能散半表半里之邪，又善浅祛郁闷之气，故不治四肢手足，而专治其心胸也。

又方：

【药物组成】 白芍 一两　炒栀子 三钱　陈皮 一钱　柴胡 一钱　天花粉 二钱

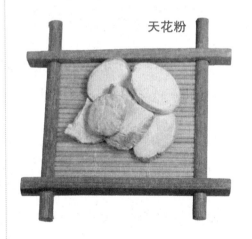

天花粉

【用法用量】 水煎服。

【方解】 此方以白芍为君，取其入肝而平木也。

寒 厥

厥证虽多是火，然亦有非火厥者，乃直中阴经也。阴寒直入于肾宫，则必挟肾水上犯心君之火，若不急用大热之药，急救心君，则危亡顷刻。

【药物组成】 人参 三钱　白术 一两　附子 一钱　肉桂 一钱　吴茱萸 一钱

【用法用量】 水煎服。

尸 厥

如人死厥，不省人事，中风不语，或中邪卒倒，此等之病，乃邪气中之，痰迷心窍也。怪病多起于痰，不必惊惶，治其痰而病自愈。然而"邪之所凑，其气必虚"，用祛痰之药加入于补正之中，则病去如扫，死者重生。虽同是中邪，乃有阳邪、阴邪之分。

🌿 阳邪尸厥

此证乃痰厥。

【药物组成】 人参 三钱　白术

五钱　茯苓 三钱　半夏 三钱　南星 三钱　白芥子 一钱　附子 五分　生姜 一块，捣汁

【用法用量】 水、酒各一半，煎服。

尸厥又方：

苍术三两，水煎灌之必吐，吐后即愈。盖苍术阳药，善能祛风，故有奇效。

🌿 阴邪尸厥

此证乃气虚也。

【药物组成】 人参 一两　白术 五钱　茯苓 五钱　半夏 五钱　陈皮 五分　菖蒲 一钱

【用法用量】 水煎服。

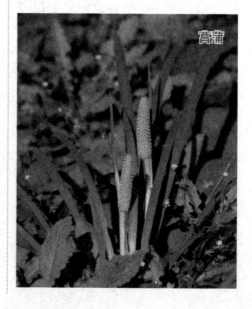

菖蒲

【方解】《方论》《男科》中均无，据《石室秘录》"死治法"补。此方乃六君子汤去甘草、加菖蒲之变方也。

厥 症

人有忽然发厥，闭目撒手，喉中有声，有一日死者，有二三日死者。此厥多犯神明，然亦素有痰气而发也。治宜攻痰而开心窍，方用起迷汤。

起迷汤

【药物组成】人参 五钱　半夏 五钱　菖蒲 二钱　菟丝子 一两　茯神 三钱　皂夹 一钱　生姜 一钱　甘草 三分

【用法用量】水煎服。

气虚猝倒

凡人猝然昏倒，迷而不悟，喉中有痰，人以为风也，谁知是气虚乎？若作风治，未有不死者。盖因平日不慎女色，精亏以致气虚，又加不

慎起居，而有似乎风者，其实非风也。

【药物组成】人参 一两　黄芪 一两　白术 一两　茯苓 五钱　半夏 三钱　白芥子 三钱　菖蒲 二钱　附子 一钱

【用法用量】水煎服。

【方解】此方补气而不治风，消痰而不耗气，一剂神定，二剂痰清，三剂痊愈。

阴虚猝倒

此证有肾中之水虚，而不上交于心者；又有肝气燥，不能生心之火者；此皆阴虚，而能令人猝倒者也。方用再苏丹。

再苏丹

【药物组成】熟地 二两　山茱萸 一两　元参 一两　柴胡 一钱　麦冬 一两　五味子 一两　茯苓 一两　菖蒲 一钱　白芥子 三钱

【用法用量】水煎服。

【方解】此方补肾水，滋肺气，安心通窍，泻火散痰，实有神

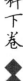

功。一方茯苓为五钱，十剂可愈。

阳虚猝倒

人有心中火虚，不能下交于肾而猝倒者，阳虚也。方用**全生汤**。

🌿 全生汤

【药物组成】人参 一两　白术 一两　茯神 五钱　甘草 一钱　生半夏 三钱　生枣仁 一两　附子 三钱

【用法用量】水煎服。

【方解】药下喉则痰静而气出矣。连服数剂，则安然如故。

胃热猝倒

又有胃热，不能安心之火而猝倒者，亦阳虚也。

【药物组成】人参 一两　元参 一两　生石膏 五钱　天花粉 五钱　麦冬 三钱　菖蒲 一钱

【用法用量】水煎服。

【方解】一剂心定，二剂火清，三剂痊愈。

肾虚猝倒

人有口渴索饮，眼红气喘，心脉洪大，舌不能言，不可作气虚治，此乃肾虚之极，不能上滋于心，心火亢极，自焚闷乱，遂致身倒，有如中风也。法当补肾，而佐以清火之药，方用水火两治汤。

🌿 水火两治汤

【药物组成】熟地 一两　山茱萸 五钱　当归 一两　生地 五钱　元参 一两　麦冬 五钱　五味子 三钱　茯神 五钱　黄连 三钱　白芥子 三钱

【用法用量】水煎服，连服数剂而愈。

大怒猝倒

人有大怒跳跃，忽然卧地，两臂抽搐，口眼歪邪，左目紧闭，此乃肝火血虚，内热生风之症。

【药物组成】八珍汤加丹皮、钩藤、山栀

【附注】若小便自遗，左关脉

钩藤

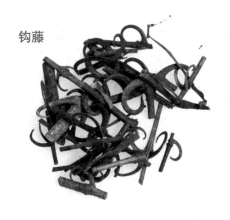

弦、洪而数，此肝火血燥，用六味地黄汤加钩藤、麦冬、五味子、川芎、当归。愈后须改用补中益气汤，加丹皮、山栀、钩藤，多服。如妇人得此症，服逍遥散加钩藤及六味地黄丸，最效。

中风不语

凡人跌倒昏迷，或自卧而跌在床下，或中风不语者，此皆正气虚而痰邪犯之也，似宜治邪为是。然而"邪之所凑，其气必虚"，急宜固其正气，而少佐以祛痰之药，方用三生饮。

三生饮

【药物组成】 人参 一两　生半夏 三钱　生南星 三钱　生附子 一个

【用法用量】 水煎，急灌之。

【方解】 此症又有因肾虚而得之者。夫肾主藏精，立下焦地道之生育，冲、任二脉系焉。二脉与肾之大络，同出于肾之下，起于胞胎之中，其冲脉因称胞络，为经脉之海，遂名海焉。冲脉之上行者，渗诸阳，灌诸经；下行者，渗诸阴，灌诸络，而温肌肉，别经络，结于跗。因肾虚，而肾络与胞内绝，不通于上则，肾脉不上循喉咙挟舌本，则不能言。二络不通于下，则痿厥矣。方用地黄引子。

地黄引子

【药物组成】 熟地 一两　巴戟 一两　山茱萸 一两　茯苓 一两　麦冬 一两　五味子 五钱　石斛 六钱　肉苁蓉 一两　菖蒲 五钱　附子 五钱　肉桂 三钱

【用法用量】 加薄荷、姜、枣，水煎服。

男科下卷

口眼歪邪

此证人多治木、治金固是，而不知胃土之为尤切。当治胃土，且有经、脉之分。经云"足阳明之经，急则口目为僻，急不能视"，此胃土之经为歪邪也。又云"足阳明之脉，挟口环唇，口歪唇邪"，此胃土之脉为歪邪也。二者治法，皆当用。

【药物组成】黄芪　当归　人参　白芍　甘草　桂枝　升麻　葛根　秦艽　白芷　防风　黄柏　苏木　红花水　酒

【用法用量】各半煎，微热服。

【方解】如初起有外感者，加葱白三茎同煎，取微汗自愈。

又口眼歪斜

人病口眼歪斜，人以为胃中之痰，不知非也。乃心中虚极，不能运于口目之间，轻则歪斜，重则不语。

【药物组成】人参 三钱　白术 五钱　茯苓 三钱　甘草 一钱　当归 一两　白芍 三钱　菖蒲 三钱　肉桂 二钱

【用法用量】水煎服。

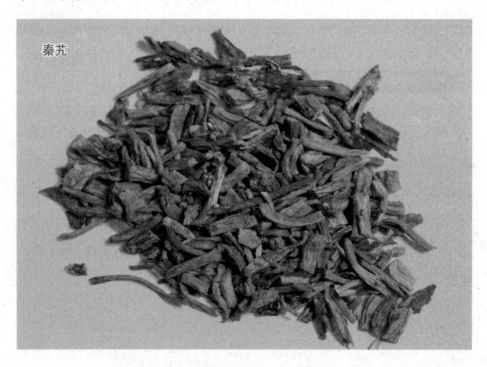
秦艽

【方解】 一剂少愈，二剂痊愈。此方之妙，全不去祛风祛邪，一味补正，而歪斜自愈矣。

半身不遂

此证宜于心、胃而调理之。盖心为天真，神机开发之本；胃是后腑，充大真气之标。标本相得，则心膈开之，膻中、气海，所留宗气盈溢，分布五脏、三焦，上下中外，无不周遍。若标本相失，则不能致其气于气海，而宗气散矣。故分布不周于经脉则偏枯；不周于五脏则喑。即此言之，未有不因真气不周而病者也。

法宜用黄芪为君；参归、白芍为臣；防风、桂枝、钩藤、竹沥、姜汁、韭汁、葛汁、梨汁、乳汁为佐使。治之而愈。

若杂投乌附、羌活之类，以涸荣而耗卫，如此死者，是医杀之也。

半身不遂，口眼歪邪

【药物组成】人参 五钱　白术 五钱　当归 五钱　黄芪 一两　半夏 三钱　干葛 三钱　桂枝 钱半　红花 二钱　甘草 一钱　水 二樽　姜 三片　枣 二枚

【用法用量】煎服。

【方解】 此症人多以风药治之，殊不见功。此药调理气血，故无不效。

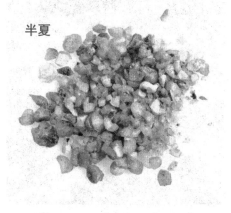

半夏

痫 症

羊癫之证，忽然卧倒，作羊马之声，口中吐痰如涌者，乃痰迷心窍也。盖因寒而成，感寒则发也。

【药物组成】人参 三钱　白术 一两　茯神 五钱　山药 三钱　薏苡仁 五钱　肉桂 一钱　附子 一钱　半夏 三钱

【用法用量】水煎服。

【方解】 此方助其正气以生心

男科下卷

血，又加桂、附以祛寒邪；加半夏以消痰，逐去其水，自然气回而癫止也。一剂痊愈，永不再发，幸珍视之。

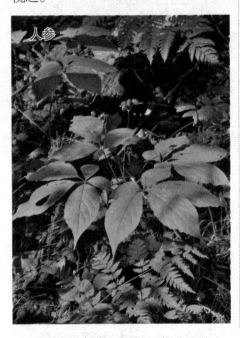

人参

又方：

【药物组成】人参 一两　茯神 一两　白术 五钱　半夏 一钱　南星 一钱　附子 一钱　柴胡 一钱　菖蒲 三分

【用法用量】水煎服。

【方解】此本治寒狂之方，治痫亦佳。

又方：

【药物组成】人参 三两　白术 五两　甘草 一两　陈皮 三钱　生南星 一两　半夏 一两　附子 一钱

【用法用量】炼蜜为丸，须病发前服之，则永不再发矣。盖健其胃气，自不生痰。况又佐之祛痰斩关之将，以此方治之自愈。

癲狂门

癲 狂

此证多生于脾胃之虚寒，饮食入胃，不变精而变痰，痰迷心窍，遂成癫狂。苟徒治痰而不补气，未有不速之死者也。

【药物组成】人参 五钱　白芥子 五钱　白术 一两　半夏 三钱　陈皮 二钱　肉桂 一钱　干姜 一钱　甘草 五分　菖蒲 五分

【用法用量】水煎服。

【方解】如女人得此证，去肉桂，加白芍一两、柴胡二钱、黑栀子一钱，治之最神效。

热 狂

此证有因伤寒得之者，一时之狂也，可用白虎汤以泻其火。更有终年狂而不愈者，或拿刀杀人，或詈骂人，不认儿女，见水大喜，见食大恶，此心气之虚，而热邪乘之，痰气

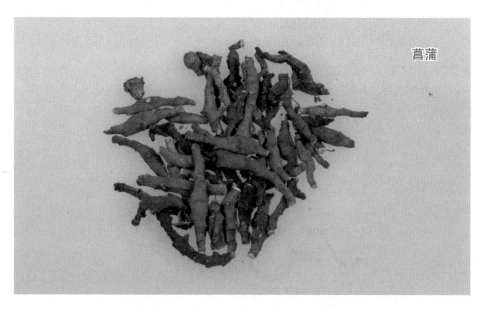

菖蒲

侵之也，方用化狂汤。

🌿 化狂汤

【药物组成】人参 一两　白术
一两　茯神 一两　附子 一分　半夏 三钱
菟丝子 三钱　菖蒲 三钱　甘草 一钱

【用法用量】水煎服。

【方解】一剂狂定。此方妙在
补心、脾、胃三经，化其痰而不去泻
火。盖泻火则心气益伤，而痰涎益
盛，狂何以止乎？尤妙微用附子，引
补心消痰之品，直入心中，则气易补
而痰易消，又何用泻火之多事哉？

凡发狂骂人，不口渴，索引与
水不饮者，寒症之狂也。此必气郁不
舒，怒气未泄，其人平日定懦弱不振
耳。治之法，宜祛痰为主，而佐以补
气之药。

【药物组成】人参 一两　白术
五钱　茯神 一两　半夏 一钱　南星 一钱
附子 一两　柴胡 一钱　菖蒲 三分

【用法用量】水煎服。

【方解】此方之妙，全在补
气，而不十分祛痰，寒症发寒，与痫

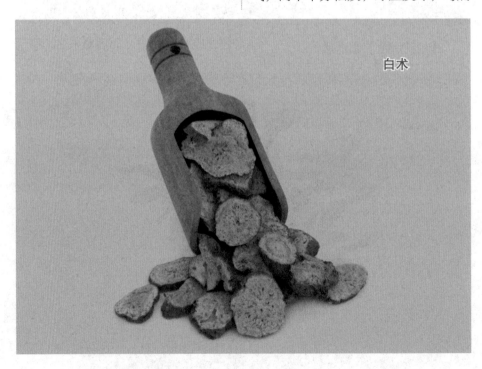

白术

症同治，加入附子以消其寒气，菖蒲引药入心经，自然下喉熟睡，病如失矣。方中再加柴胡，以舒其木旺之郁气，尤易奏功耳。

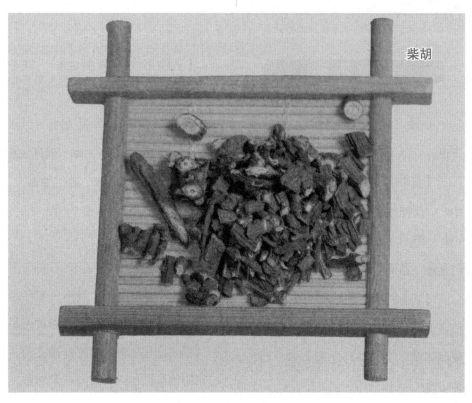

柴胡

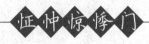

怔忡不寐

心经之病，怔忡不寐，乃心血少也。

【药物组成】人参 三钱　丹皮 二钱　茯神 三钱　麦冬 三钱　五味子 一钱　当归 三钱　生枣仁 五钱　熟枣仁 五钱　菖蒲 一钱　甘草 一钱

【方解】此方妙在用生、熟枣仁各五钱，生使其日间不卧，熟使其夜间不醒；又以补心之药为佐，而怔忡安矣。

心惊不安，夜卧不睡

人非心不能宁静致远，非肾不能作强生育。故补心即当补肾，补肾即当补心，是二经乃一身之主宰，脏腑之根本也。故人病心惊不安，或夜卧不睡者，人以为心病也，谁知非心病，乃肾病也。然则欲安心者先治肾，欲治肾者当治心。

【药物组成】人参 三两　茯苓 三两　茯神 三两　远志 二两　生枣仁 一两　熟地 三两　山茱萸 三两　当归 三两　菖蒲 三钱　黄连 五钱　肉桂 五钱　白芥子 一两　麦冬 三两　砂仁 五钱

【用法用量】炼蜜为丸，每日送下五钱，汤酒俱可。

【方解】此方治心惊不安与不寐耳，用人参、茯神、当归、麦冬足矣。即为火起不寐，亦不过加黄连足矣。何以反用熟地、山萸补肾之药，又加肉桂以助火？不知人之惊恐者，乃肾气不入于心也；不寐者，乃心气不归于肾也。今用熟地，山萸补肾，则肾气可上通于心矣。肉桂以补命门之火，则肾气既温，相火有权〔则心气下行〕，君火相得，自然上下同心，君臣合德矣。然补肾固是，而亦不可徒补其肾也。亦有肝气不上于心易成此症者，如果有之，宜再加白芍二两，以兼补肝木，斯心泰然矣。

214

恐怕症

夫人夜卧交睫，则梦争斗，负败恐怕之状难以形容〔者〕，人以为心病也，谁知是肝病乎？盖肝藏魂，肝血虚则魂失养，故交睫则若魇，乃肝胆虚怯，故负恐维多，此非竣补，不克奏功。而草木之品，不堪任重，乃以酒化鹿角胶，空心服之可痊。盖鹿角胶峻补精血，血旺则神自安矣。

神气不宁

人有神气不宁，每卧则魂飞扬，觉身在床而魂离体也，惊悸多魇，通夕无寐，人以为心病也，谁知是肝经受邪乎？盖肝气一虚，邪气袭之，肝藏魂则魂无根据，是以魂飞扬而若离体也。此症当用珍珠母为君，龙齿佐之。珍珠母入肝为第一，龙齿与肝同类也。龙齿、虎睛，令人例以为镇心之药，不知龙齿安魂；虎睛定魄也。东方苍龙，木也，属肝而藏魂；西方白虎，金也，属肺而藏魄。龙能变化，故魂游而不定；虎能专静，故魄止而有守。是以治魄不宁，宜虎睛；治魂飞扬，宜龙齿。药各有当也。

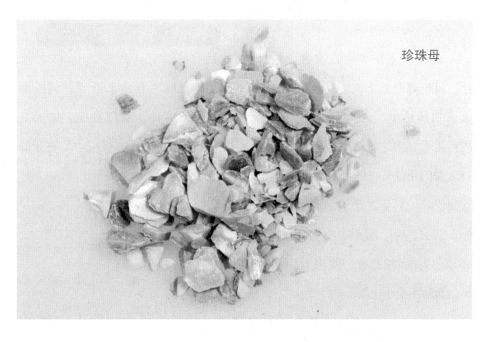

珍珠母

男科下卷

215

泄泻门

火泻寒泻辨

大泄之症，有火泻，有寒泻，然则将何以辨之？热与痛耳。火泻者，口必渴，舌必燥，甚则生刺也。胎必黄，或灰黑色，腹必痛而手不能按也。若寒泻者，口不渴，即渴亦不喜饮水，舌胎必白滑而不燥，腹痛喜手按，不按则苦是也。

火　泻

火泻，完谷不化，饮食下喉即吐，日夜有泄数十次，甚至百次者，人皆知其热也。然而热之生也，何故？生于肾中之水衰，不能制火，使胃土关门不能守于上下，所以直进而直出也。论其势之急迫，似乎宜治其标。然治其标，而不能使火之骤降，必须急补肾中之水，使火有可居之地，而后不至于上腾。

【药物组成】熟地 三两　山茱萸 一两　白芍 三两　茯苓 一两　车前子 一两　甘草 一两　肉桂 三分

【用法用量】水煎服。

【方解】此方乃补肾之药，非止泻之品，然而止泻之妙，捷如桴鼓。盖肾水一生，肾火即降，顷刻应验，非好为奇谈，而乃据实理也。若正作胃虚有火治之，未尝无功，不若此方之捷也。

泻　甚

有一日泻五六十行者，倾肠而出，完谷不化，粪门肿痛，如火之热，苟无以救之，必致立亡。方用截泻汤。

截泻汤

【药物组成】薏苡仁 二两　白芍 二两　山药 一两　车前子 一两　茯苓 五钱　泽泻 二钱　黄连 五钱　人参

三钱　甘草 二钱　肉桂 三分

【用法用量】水煎服。

水　泻

水泻，乃脾气不温。

【药物组成】白术 一两　车前子 五钱

【用法用量】水煎服。

【方解】此方补肾健脾，利水去湿，治泻神效。白术、车前子，利腰脐而消水气。然而白术亦能健脾，脾健水湿自能分消，不必借重车前子。车前子能通窍而安脏气，亦不止分消水湿也。脏安则水湿之气自消，

各有专能，又能分助，所以奏功如神耳。

水　泻

水　泻

此证乃纯是下清水，非言下痢也。痢无止法，岂泻水亦无止法乎？故人患水泻者，急宜止遏。

【药物组成】白术 五钱　茯苓 三钱　车前子 一钱　五味子 一钱　生枣仁 一钱　吴茱萸 五分

【用法用量】水煎服。

【方解】此方止药少于补药，健脾去湿，水性分消，不收而自收也。

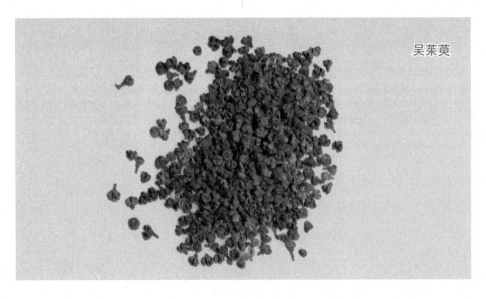

吴茱萸

男科下卷

妇科圣手傅青主 奇方妙治

脾泻

治脾泻。

【药物组成】上党参 四钱 焦

白术 二钱　茯苓 二钱　甘草 六分　陈皮 八分　砂仁 五分　白扁豆 二钱　薏苡仁 三钱　谷芽 三钱　莲子肉 七个

【用法用量】水煎服。

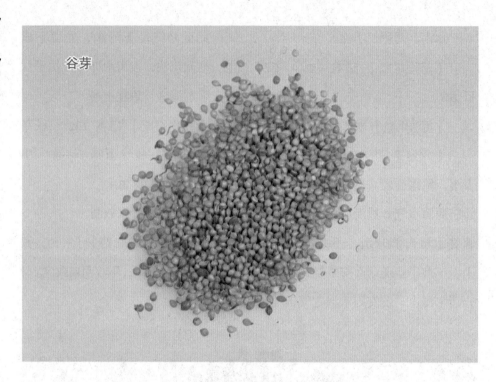

谷芽

火邪内伤辨

此辨痢疾之血色也。火邪之血，色必鲜红，脉必洪缓，口必渴而饮冷水，小便必涩而赤浊。内伤之血，色不鲜而暗紫，或微红淡白，脉必细而迟，或浮涩而空，口不渴，即渴而喜饮热汤；小便不赤不涩，即赤而不热不浊，此诀也。

血　痢

血痢者，乃肝经来克脾土也。虽因脾土之湿，又加暑热暗侵，瓜果内伤所致。然终因肝木太旺无制，凌脾土而然也。滋肝而平木，肝木得养，不来下克脾土，则土亦得养，而血痢自痊矣。血痢有腹痛，不痛之分。痛者，乃火也；不痛者，乃寒也。

血痢腹痛

血痢腹痛者，火也。

【药物组成】归尾 一两　白芍 一两　黄连 三钱　枳壳 二钱　木香 二钱　莱菔子 二钱　甘草 一钱

血痢腹不痛

血痢腹不痛者，寒也。

【药物组成】当归 三钱　白芍 三钱　槟榔 一钱　枳壳 一钱　莱菔子 一钱　甘草 一钱

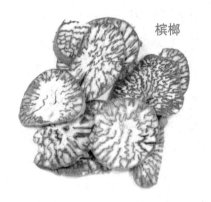

槟榔

男科下卷

219

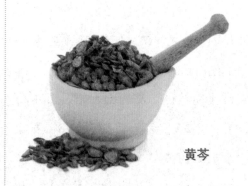

【用法用量】水煎服。

【方解】 前方治壮实之人，火邪挟湿者。此方治寒痢腹不痛者血痢虽有痛、不痛之分，其实火邪，而挟湿气也。论理二方俱可通用，而分痛、不痛，乃慎之也。二方出入减，各为神效，正不必畏首畏尾，一用之于痛，一用之于不痛也。盖火邪滞湿气于肠脾之际，不得奔下，未有不里急而后重也。妙在用当归、白芍而利之，则火邪利于直下，不止平肝木而救脾土也。

红白痢疾

此证感湿热而成，红白相见，如脓如血，至危至急者也。苟用凉药止血，热药攻邪，俱非善治之法。

【药物组成】当归 二两　白芍 二两　槟榔 二钱　枳壳 二钱　广木香 一钱　莱菔子 一钱　甘草 二钱　滑石 三钱

【用法用量】水煎服。

【方解】 一二剂收功。此方妙在用归、芍二两之多，则肝血有余，不去克脾土，自然大肠有传送之功。加之枳壳、槟榔、莱菔子，俱逐秽去积之品，尤能于补中用攻。而滑石、甘草、木香，调达于迟速之间，不疾不缓，使瘀滞尽下也。其余些小痢疾，只用减半治之，无不奏功。此方不论红白痢疾，痛与不痛，服之皆神效。

又方：

【药物组成】当归 一两　黄芩 七钱　苍术 一钱　厚朴 一钱　陈皮 一钱　大腹皮 一钱

【用法用量】水二樽，煎一樽，顿服。

黄芩

内伤血痢

更有内伤劳倦，与中气虚寒之人，脾不摄血而成血痢，当用理中汤加木香、肉桂；或用补中益利汤加熟地、炒黑干姜，治之而始愈也。

久泻血痢

经验久泻血痢，小腹作痛，神效方：

【药物组成】 秋梨 四两　生姜 五钱　趋树根皮 一两

【用法用量】 共捣烂，夏布拧汁水，空心服之，立愈。

中暑痢疾

夏日中暑，红白痢疾。

【药物组成】 焦山楂 五钱　红糖 五钱　白糖 五钱　白萝卜 一个　藿香 钱半

【用法用量】 水煎服。

【方解】 若为白痢，用红糖一两；若为红痢，用白糖一两。若为红白痢，即用上方。

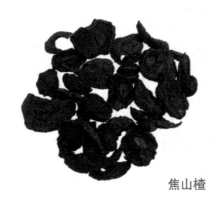

焦山楂

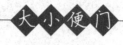
妇科圣手傅青主
奇方妙治

大便不通

大便秘结者，人以为大肠燥甚也，谁知是肺气燥乎？盖肺燥则清肃之气，不能下行于大肠，而肾经之水，仅足以自顾，又何能旁流以润涸哉？

【药物组成】熟地 三两　元参 三两　升麻 三钱　牛乳 一碗　火麻仁 一钱

【用法用量】水二碗，煎六分，将牛乳同调服之，一二剂必大便通矣。

牛乳

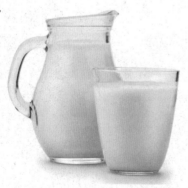

【方解】此方之妙，全不在润大肠而补肾，尤妙不止补肾，而且补肺；更妙不正补肺，而且升肺。盖大肠居于下流，最难独治，必须从肾〔经〕以润之，从肺〔经〕以清之，启其下窍，则上窍自然流动通利矣。此下病上治之法也。

实症大便不通

大便不通，亦多实症，上方乃治虚症之方耳。此方治实症，实有奇效。

【药物组成】大黄 五钱　归尾 一两　升麻 五分　蜜 半杯

【用法用量】水煎服。

【方解】此方大黄泄利，当归以润之，仍以为君，虽泄而不至十分猛烈，不致有亡阴之弊。况有升麻以提之，则泄中有留，又何必过虑哉？

虚症大便不通

凡久病之后，大便一月不通者，不必性急，止补其真阴，使精足自生血，血足以润肠，大便自出，不可视为根本之病，而速其愈也。

【药物组成】 熟地 一两　元参 一两　当归 一两　川芎 五钱　桃仁 十粒　火麻仁 一钱　大黄 一钱　红花 三分　蜜 半杯

【用法用量】水煎服。

【方解】 此方妙在用熟地、元参、当归以生阴血，少加麻仁、大黄以润肠下行，此正末治其闭结，而不急急以通之也。

小便不通

小便不通，乃膀胱之病，膀胱之气化不行，小便即不能出。小便闭塞，治膀胱之经而已矣，然而治法全不在治膀胱也。

【药物组成】 人参 三钱　莲子 三钱　茯苓 三钱　甘草 一钱　肉桂 一钱　白果 二钱　车前子 一钱　王不留行 一钱

【用法用量】水煎服。

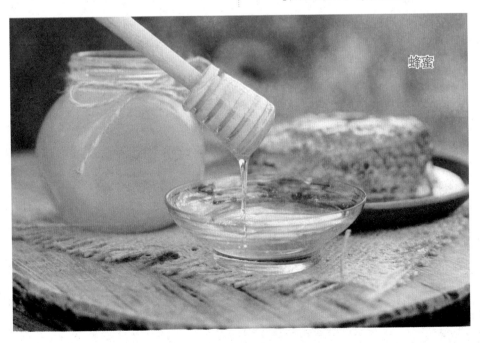

蜂蜜

男科下卷

【方解】 此方妙在用人参、肉桂。盖膀胱必得气化而始出。气化者何？心包络之气也。膀胱必得心包络之气下行，而水路始能出。既用参、桂，而气化行矣，尤妙在用白果，人多不识此意。白果通任、督之脉，又走膀胱引参、桂之气，直奔于膀胱之中，况车前子、王不留行尽是下泄之药，服之而前阴有不利者乎？

萸 四钱　丹皮 一钱　山药 一钱　肉桂 一钱　车前子 一钱　泽泻 一钱　茯苓 二钱

【用法用量】 此方即七味地黄汤，妙在不去通小便，而专治肾水。肾中有水，而膀胱之气自行矣。盖膀胱之开合，肾司其权也。

肾虚小便不通

小便不通。

【药物组成】 熟地 一两　山茱

大小便不通

方用：

头发烧灰研末，用三指一捻，入热水半碗，饮之立通。

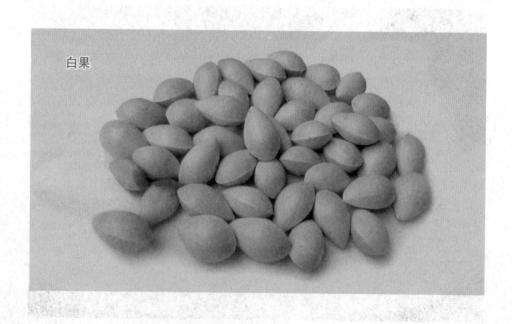

白果

又方：

蜜一茶杯，皮硝一两，大黄一钱，黄酒一茶杯。煎一处，温服甚效。皮硝用一两，慎之。

尿 方

为风寒湿气伤者，用此方：

小茴香二两，用上好真酒（即二锅头烧酒）一大碗，猪尿泡一个，将茴香（微炒）、真酒装入泡内，将口控（捆）好，砂锅内用水上火煮，以酒尽为度，取出晒干研末，每服三钱，红糖水冲服。

因人事过多伤者，用此方：

川军三钱研末，用鸡子一个，包入泥内，上火烧之，以熟为度，去皮、黄，将川军末与鸡白共为一处和丸，梧子大，每服二钱，真酒送下。连造三次，服完痊愈矣。

又方：

川军三钱，牡蛎三钱，芡实三钱。共为细末，用鸡清和丸，梧子大。每服三钱，开水送下，分三日用，服完即愈。

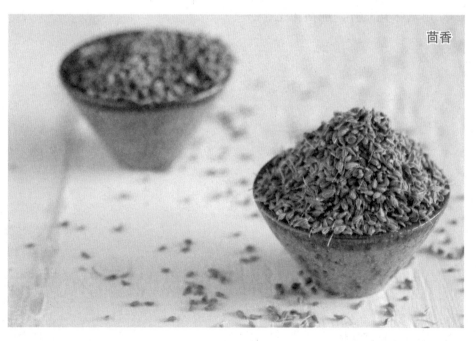

茴香

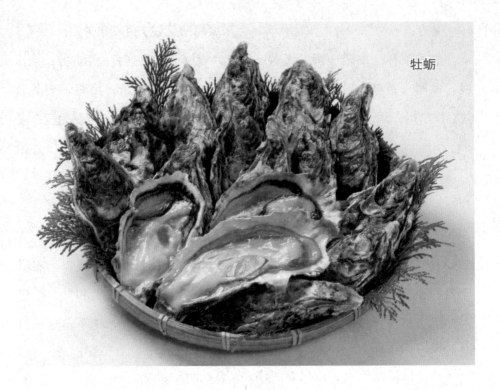

牡蛎

又方：

用八味丸原方，加白果七个，

水煎服，三五服即愈。

论诸痛治肝

凡人手痛，足痛，心腹痛，一身而众处皆痛，将何以治？治肝为主。盖肝气一舒，诸痛自愈。不可头痛救头，足痛救足也。

【药物组成】 当归 二钱　白芍 五钱　柴胡 一钱　茯苓 五钱　苍术 二钱　甘草 一钱　薏苡仁 五钱　栀子 一钱　陈皮 一钱

【用法用量】 水煎服。

苍术

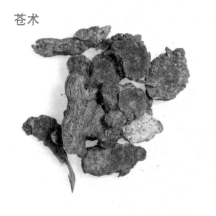

【方解】 此方逍遥散之变方也，舒肝而又去湿，去火，治一经而诸经无不愈也。

肩背痛

🌿 两臂肩膊痛

臂与肩膊痛，乃手经之病，肝气之郁也。

【药物组成】 当归 三两　白芍 三两　柴胡 五钱　陈皮 五钱　白芥子 三钱　羌活 三钱　半夏 三钱　秦艽 三钱　附子 一钱

【用法用量】 水六碗，煎沸，取汁一碗，入黄酒服之，一醉而愈。

【方解】 此方妙在用白芍为君以平肝舒木，不来侵克脾胃之气；而羌活、柴胡又善去风，直走手经之上；秦艽亦是风药，而兼附子攻邪，邪自退出；半夏、陈皮、白芥子祛痰圣药；风邪去而痰不留；更得附子无经不达，而其痛如失也，自然一醉而愈。

男科下卷

227

❧ 背骨痛

此证乃肾水虚耗，不能上润于脑，则河车之路，干涩而难行，故作痛也。

【药物组成】 熟地 一两　山茱萸 四钱　黄芪 一两　白术 五钱　茯苓 三钱　麦冬 二钱　五味子 一钱　防风 五分　附子 一分

【用法用量】 水煎服。

【方解】 二剂膀胱之水道通，而背脊之痛亦失矣。此方补气补水，去湿去风，润筋滋骨，何痛之不愈哉？

❧ 胸背手足颈项腰膝痛

筋骨牵引，坐卧不得，时时走易不定，此是痰涎伏在心膈上下，或令人头痛，夜间喉中如锯声，口流涎唾，手足重，腿冷。但用控涎丹，不足十剂，其疾如失矣。

胁　痛

此乃肝病也，故治胁痛者，必须平肝，平肝必须补肾，肾水足而肝气有养，不治胁痛而胁痛自平也。

方用肝肾兼资汤。

❦ 肝肾兼资汤

【药物组成】 熟地 一两　山茱萸 五钱　当归 一两　白芍 二两　白芥子 三钱　黑栀子 一钱　甘草 三钱

【用法用量】 水煎服。

❧ 左胁痛

左胁痛，肝经受邪也。

【药物组成】 黄连 三钱，吴茱萸炒　柴胡 一钱　青皮 一钱　桃仁泥 一钱　枳壳 一钱　当归 一钱　川芎 八分　红花 五分

【用法用量】 水煎食远服。有痰加陈皮、半夏。

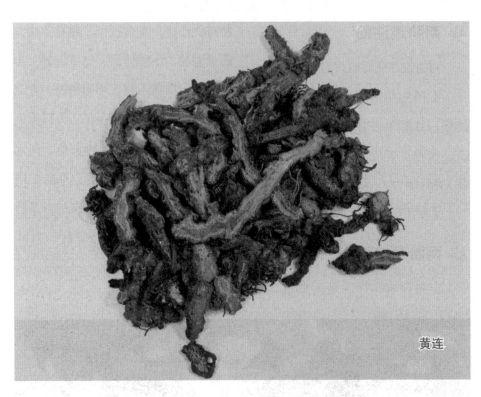

黄连

🌿 右胁痛

右胁痛，邪入肺经也。

【药物组成】 片姜黄 二钱　枳壳 二钱　桂心 二分　陈皮 五分　半夏 五分　炙甘草 五分

【用法用量】 水煎服。

🌿 左右胁俱痛

左右胁俱痛者，方用：

【药物组成】 片柴胡、青皮、当归、川芎、白芍、龙胆草、枳壳、香附、砂仁、甘草、木香、姜 原缺分量

【用法用量】 上药水煎服。

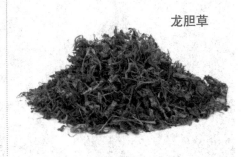

龙胆草

🌿 两胁走注痛

两胁走注痛而有声者，痰也。

【药物组成】 陈皮、半夏、茯苓、甘草（去甘草，加枳壳、砂仁、木香、青皮、苍术、香附、茴香）原缺分量

【用法用量】水煎服。

🌿 两胁有块痛

左胁有块作痛，是死血也。右胁有块作痛；是食积也。遍身作痛，筋骨尤甚，不能伸屈，口干目赤，头眩痰壅，胸膈不利，小便短赤，夜间殊甚。又遍身作痒如虫行，人以为风也，而不知肝、肾气虚而热也，用六味地黄汤，熟地、山萸、丹皮、山药、茯苓、泽泻加栀子、柴胡，是乃正治也。三剂后见效。

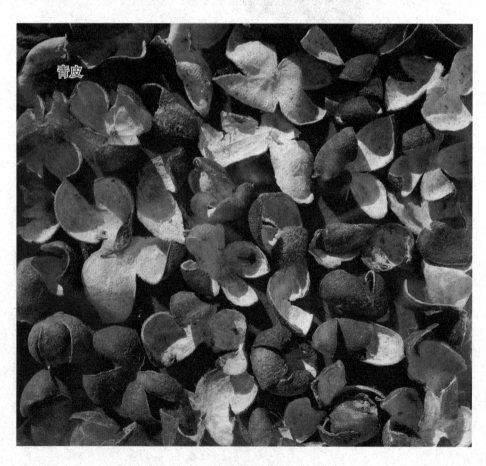

青皮

🌿 胁痛身热

胁痛身热者，劳也。用补中益气汤人参、白术、陈皮、柴胡、升麻、当归、黄芪、甘草，加川芎、白芍、青皮、砂仁、枳壳、茴香，去黄芪，水煎服（原缺分量）。

🌿 胁痛咳嗽

咳嗽气急，脉滑粉者，痰结痛也。

【药物组成】栝蒌仁、枳壳、白芥子、青皮、茴香 原缺分量

【用法用量】水煎服。

心腹痛

🌿 心痛辨

心痛之证有二：一则寒邪侵心而痛，一则火气焚心而痛。寒气侵心者，手足反温；火气焚心者，手足反凉；以此辨之最得矣。心不可使痛，或寒，或火，皆冲心包耳。

🌿 寒痛

寒痛方用：

【药物组成】高良姜 三钱　肉桂 一钱　白术 三钱　草乌 一钱　贯众 三钱　甘草 一钱

【用法用量】水煎服。

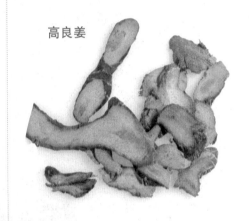

高良姜

🌿 热痛

热痛方用：

【药物组成】炒栀子 三钱　白芍 五钱　柴胡 一钱　半夏 一钱　甘草 一钱

男科下卷

231

【用法用量】水煎服。

🌿 心口痛

此症方用：

【药物组成】 大枣 一个，去皮核 胡椒 七个

【用法用量】 共捣烂和匀，米汤送下即愈。

又方：

一个乌枚两个枣，七个杏仁一块捣，男酒女醋送下去，不害心痛直到老。

🌿 久病心痛

心痛，人以为病在心也。不知心乃神明之君，一毫邪不可干犯，犯则立死。人病心痛，终年累月而不愈者，非心痛也，乃邪犯心包络也。但邪有寒热之辨：寒邪之犯必恶寒，见水如仇雠，火慰之则快。

【药物组成】 苍术 二钱 白术 五钱 当归 一两 肉桂 一钱 良姜 一钱

【用法用量】水煎服。

【方解】 此寒邪犯包络之方也。更有热邪来犯包络者，热邪之犯，见水喜悦，手按之而转痛也。

方用：

【药物组成】 白芍 一两 炒栀子 三钱 当归 三钱 生地 五钱 陈皮

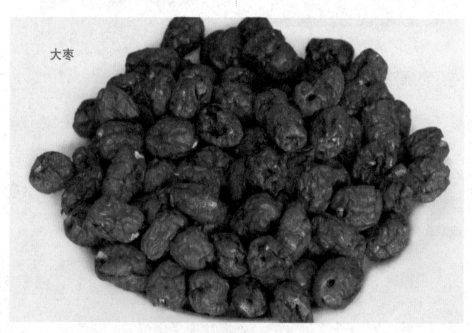

大枣

232

八分　甘草 一钱

【用法用量】水煎服。

【方解】寒热二症，皆责之于肝也。肝属木，心属火，木衰不能生火，则包络寒矣，是宜补肝而邪自退。若包络之热，亦由于肝经之热也，泻其肝木，而火自消矣。

🌿 火结腹痛

人有腹中痛不可忍，按之愈痛，口渴，饮以凉水，则痛少止，少倾，依然大痛，此火结在大小肠也。若不急治，一时气绝，方用定痛如神汤。

🌱 定痛如神汤

【药物组成】栀子 三钱　白芍五钱　茯苓 一两　苍术 三钱　大黄 一钱　厚朴 一钱　甘草 一钱

【用法用量】水煎服。

【方解】此方舒肝经之气，利膀胱之水，泻火逐瘀。

🌿 冷气腹痛

冷气心腹痛，方用火龙丹。

🌱 火龙丹

【药物组成】硫黄 一两，醋制　胡椒 一钱　白矾 四钱

【用法用量】醋打荞麦面为丸，桐子大，每日服二十五丸，米汤下。

🌿 痞块腹痛

腹中有痞块，一时发作而痛，不可手按者，方用：

【药物组成】枳实 一两　白术二两　马粪 五钱

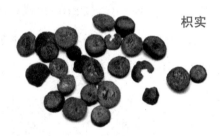

枳实

【用法用量】炒焦酒煎服。

【方解】盖马粪最能安痛，又不伤气，且能逐邪而化物，况又与枳实同用，则积块日消，然而徒消其积，未免恐伤脾阴，又佐以白术二两，大健其脾气，则马粪与枳实，可以施其祛荡之功，此堕治之妙法也。

🌿 胃气痛

人病不能饮食，或能饮食而不消化，作痛作满，或兼上吐下泻，此肝木来克脾土也。平其肝木，则脾胃之土得养，而前症俱愈矣。

方用：

【药物组成】当归 二钱　白芍 三钱　柴胡 二钱　茯苓 三钱　白术 三钱　甘草 一钱　白芥子 一钱

【用法用量】水煎服。

【方解】有火加栀子二钱；无火加肉桂二钱；有食加山楂三钱；伤米食加枳壳一钱、麦芽一钱；有痰加半夏一钱。

方中虽有白术、茯苓，乃脾胃之品，然其性亦能入肝。白芍、当归、柴胡，则纯是肝经之正药，有此三味直入肝经，则各药无不尽入肝以平木，木平则脾胃之土安然，遂有食则化食，有痰则祛痰，有火则散火，有寒则去寒，有不功效立奏者乎？此右病而左治之一法也。

🌿 食生冷心脾痛

治食生冷心脾痛，方用：

用陈吴茱萸五六十粒，水一大盏，煎取汁去滓，入平胃散三钱，再煎热服。

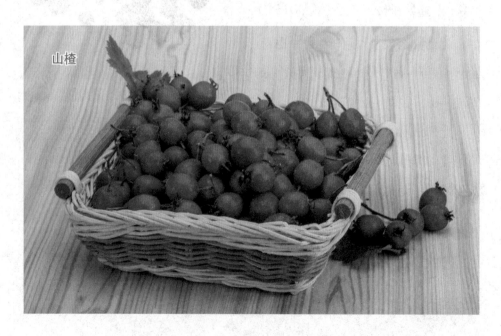

山楂

腰腿痛

🌿 湿气腰痛

腰痛而不能俯者，湿气也。

方用：

【药物组成】柴胡 一钱　泽泻 一钱　猪苓 一钱　防己 二钱　白术 五钱　肉桂 三分　白芥子 一钱　山药 三钱　甘草 五分

【用法用量】水煎服。

【方解】此方妙在入肾而去湿，不是入肾而补水。初痛者，一二剂可以奏功。日久者，必多服为妙。

防己

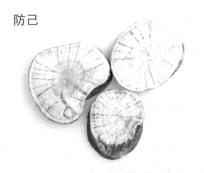

🌿 风寒腰痛

腰痛而不直者，风寒也。方用

逍遥散加防己二钱，一剂可愈。若日久者，当加杜仲一两，改用白术二钱，酒煎服，十剂即愈。

🌿 肾虚腰痛

肾经之病，如腰之痛。

方用：

【药物组成】熟地 三两　白术 三两　胡桃仁 二钱　杜仲 一两,盐水炒　破故纸 一两,盐水炒

【用法用量】炼蜜为丸，每日空心白水送下一两，服完自愈。如未痊愈，再服一料可愈。

又方：

杜仲酒浸透，炙干为末，无灰酒调下。每服一二钱。

🌿 脾湿腰痛

凡痛不止者，肾经之病，乃脾湿之故。

方用：

【药物组成】白术 四两　薏苡仁 三两　芡实 二两

【用法用量】水六碗，煎一

男科下卷

235

碗，一气饮之。

【方解】此方治梦遗之症，亦神效。

此方之妙，在用白术以去腰脐之湿气，而薏苡仁、芡实又为去湿之味，湿去而腰脐自利，自无痛楚矣。

🌿 腰腿筋骨痛

此证方用养血汤。

✦ 养血汤

【药物组成】当归 一钱　生地 一钱　肉桂 一钱　牛膝 一钱　杜仲 一钱　破故纸 一钱　茯苓 一钱　防风 一钱　山茱萸 二钱　土茯苓 二钱　核桃仁 二个　川芎 五分　甘草 三分

【用法用量】水酒煎服。

防风

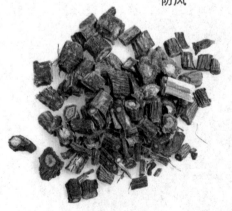

🌿 腰痛足亦痛

腰痛，足亦痛。方用：

【药物组成】黄芪 半斤　防风 五钱　茯苓 五钱　薏苡仁 五钱　杜仲 一两　车前子 三钱　肉桂 一钱

【用法用量】水十碗，煎二碗，入黄酒内，一醉而愈。以上皆风入四肢、头上、背间、腰以下也。借黄酒一味，无经不达，引其药味，而直入病中也。此所谓完全治法也。腰足痛，明系是肾虚而气衰，不能运动，更加之湿，自必作楚。

【方解】此方妙在不补肾而单益气，盖气足则血生，血生则邪退。又助之茯苓、薏苡仁、车前之类去湿，去湿而血活矣。况又有杜仲之健肾，肉桂之温肾，防风之荡风乎？相畏而相使，相佐而相成，必然之理也。

🌿 寒湿腿痛

此证身不离床褥，伛偻之状可掬，乃寒湿之气侵也。

【药物组成】白术 五钱　芡实 三钱　茯苓 一两　萆薢 一两　肉桂 一

钱 杜仲 三钱 薏苡仁 二两

【用法用量】水煎服。

【方解】 日日服之，不必改方，久之自奏大功。此方之妙，妙在薏苡仁能入骨而去水，加芡实健脾以去湿，不使湿以增湿，而牛膝、萆薢又是最利双足之品；且加肉桂引经，直入骨中，湿有不去，痛有不止者乎？

🌿 伤风腿痛

此证方用：

【药物组成】 蒜瓣 三钱 荆芥 三钱 防风 三钱 红花 三钱 地骨皮 三钱 川乌 三钱 草乌 三钱 乳香 三钱 没药 三钱

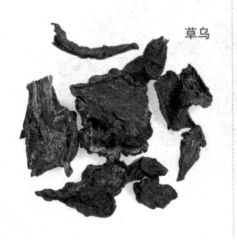

草乌

【用法用量】 透骨草钱半煎汤洗毕，火干，覆被见汗即愈。如未效，再洗二三次。

🌿 腰腿痛

此症方用木耳丸。

🌱 木耳丸

【药物组成】 莴苣子 四两 枸杞子 四两 白木耳 半斤

【用法用量】 蜜丸，每服二钱。

手足痛

手足之痛者，人以为脾经之热，不知非脾热也，乃肝木之郁结也。散其郁气，则手足之痛自去矣。方用逍遥散加。

🌱 消遥散加

【药物组成】 栀子 三钱 半夏 二钱 白芥子 二钱

【用法用量】 水煎服。

【方解】 二剂其痛如失。盖肝木作祟，脾气不敢当其锋，气散于四肢，结而不伸，所以作楚。今一旦平其肝气，则脾气自舒矣。脾气舒而痛在手足，有不尽除者乎？

🌿 足弱

此病不能步履，人以为肾水之虚，谁知由于气虚而不能运动乎？方用补中益气汤加。

🌾 补中益气汤加

【药物组成】牛膝 三钱　　石斛 五钱　　黄芪 一两　　人参 三钱

【用法用量】水煎服。

【方解】三剂即足生力，四剂可以步履矣。盖人参、莪术，皆补气之圣药，而牛膝、石斛，亦健足之神剂，所以用之而历成也。

🌿 筋缩

凡人一身之筋脉，不可有病，病则筋缩而身痛，脉涩而体重矣。然筋之舒在于血和，而脉之平则于气足。故治筋必须先治血，而治脉必须先补气。人若筋急蜷缩，伛偻而不能立，俯仰而不能直者，皆筋病也。

石斛

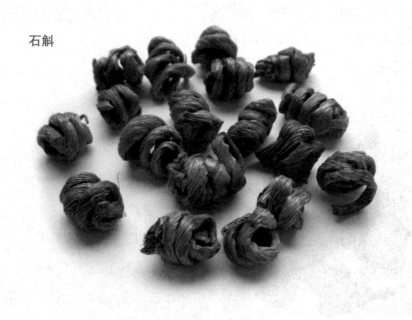

方用：

【药物组成】 当归 一两　　白芍 五钱　薏苡仁 五钱　生地 五钱　元参 五钱　柴胡 一钱

【用法用量】 水煎服。

【方解】 此方奇在用柴胡一味，入于补血药中，盖血亏则筋病，用补血药以治筋宜矣，何以又用柴胡以散之？不知肝为筋之主，筋乃肝之余，肝气不顺，筋自缩急，甚而伛偻，今用柴胡以舒散之，郁气既除，而又济之大剂补血之品，则筋自得其养而宽，筋宽则诸症悉愈矣。

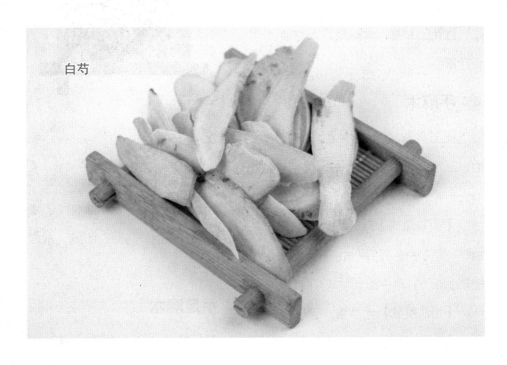

白芍

妇科圣手傅青主

奇方妙治

麻木门

麻 木

凡麻木是湿痰死血也，用四物汤加陈皮、半夏、茯苓、白芥子、桃仁、红花、甘草，水煎服，入竹沥、姜汁服。

🌿 手麻木

此乃气虚而寒湿中之，如其不治，三年后必中大风。

方用：

【药物组成】人参 二钱　白术 五钱　黄芪 五钱　防风 五分　陈皮 五分 桂枝 五分　甘草 一钱

【用法用量】水煎服。

【方解】 方中黄芪、人参、白术，俱补气去湿之药；防风乃去风之品，必得桂枝始能入于手经也。经络既清，自能奏功也。

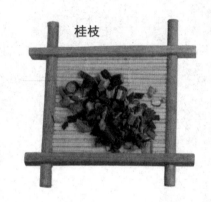

桂枝

🌿 十指麻木

十指皆麻，面目失色，此亦气虚也。治以补中益气汤加木香、麦冬、香附、羌活、乌药、防风，水煎服，三剂可愈。

🌿 手足麻木

双足麻木，不能履地；双手麻木，不能执物是也。方用**四物汤加**。

🌸 四物汤加

【药物组成】人参、白术、茯

240

苓、陈皮、半夏、桂枝、柴胡、羌活、防风、秦艽、牛膝、炙甘草、姜枣引

【用法用量】水煎服，四剂愈。

腿麻木

凡腿麻木沉重，方用**导气汤**。

导气汤

【药物组成】黄芪 二钱　甘草 钱半　青皮 一钱　升麻 五分　柴胡 五分　归尾 五分　泽泻 五分　陈皮 八分　红花 少许　五味子 三十粒

【用法用量】水煎温服，甚效。

两手麻木，困倦嗜卧

两手麻木，四肢困倦，怠惰嗜卧，此乃热作元气也。方用**人参益气汤**。

人参益气汤

【药物组成】人参 一钱　黄芪 二钱　甘草 一钱　炙甘草 五分　柴胡 七分　白芍 七分　升麻 五分　五味子 卅粒　生姜 三片　大枣 二枚

【用法用量】水煎温服。

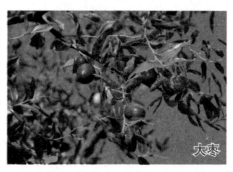

大枣

浑身麻木

凡人浑身麻木不仁，两目羞明怕日，眼涩难开，视物昏花，睛痛亦治，方用**神效黄汤**。

神效黄汤

【药物组成】黄芪 一钱　陈皮 五分　人参 八分　白芍 一钱　蔓荆子 二分　炙甘草 四分

【用法用量】水煎服，如有热，加黄柏三分。

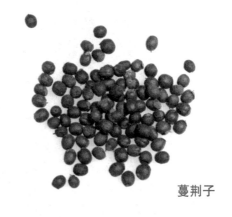

蔓荆子

男科下卷

241

🌿 麻木痛

风、寒、湿三气合而成病，客于皮肤肌肉之间，或痛，或麻木。方用：

【药物组成】 牛皮胶 二两 南星 五钱 姜汁 半碗

【用法用量】 共熬膏，摊贴，再用热鞋底熨之。加羌活、乳香、没药更妙。

浊淋门

二浊五淋辨

浊、淋二症，俱小便赤也。浊多虚，淋多实，淋痛、浊不痛为异耳。浊、淋俱属热症，大约属湿痰下陷及脱精所致。惟其有痛，大约纵淫欲火动，强留败精而然，不可混治。

淋 症

此症方用五淋散。

五淋散

【药物组成】淡竹叶 二钱　赤茯苓 一钱　芥穗 一钱　车前子 五钱　灯心 一钱

【用法用量】水煎服。

浊 症

此症方用清心莲子饮。

清心莲子饮

【药物组成】石莲子 二钱半　人参 二钱半　黄芪 一钱半　地骨皮 一钱半　车前子 一钱半　赤茯苓 二钱　黄芩 一钱半　麦冬 一钱半　甘草 五分

【用法用量】水煎服。

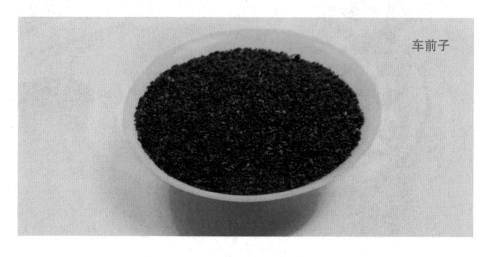

车前子

男科下卷

肾病门

阳强不倒

此虚火炎上，而肺金之气不能下行故耳。若用黄柏、知母，煎汤饮之，立时消散。然自倒之后，终年不能重振，是亦苦也。

方用：

【药物组成】元参 三两　麦冬 三两　肉桂 三分

【用法用量】水煎服。

【方解】 此方妙在元参以泻肾中之火，肉桂入其宅，麦冬助肺金之气，清肃下行，以生肾水，水足则火自息矣，不求倒而自倒也。

阳痿不举

阳痿而不振者，乃平日过于琢削，日泄其肾中之水，而肾中之火，亦日消也。盖水去而火亦去，必然之理。如一家人口，厨下无水，何以为炊？必有水而后取柴炭以煮饭，不则

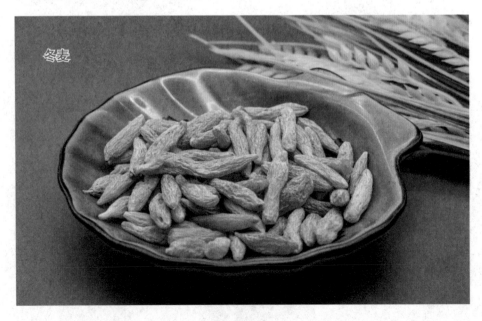

冬麦

空铛也。

方用：

【药物组成】熟地 一两　山茱萸 四钱　远志 一钱　巴戟 一钱　肉苁蓉 一钱　杜仲 一钱　肉桂 二钱　茯神 二钱　人参 三钱　枸杞 三钱　白术 五钱

【用法用量】水煎服。

【方解】一剂起，二剂强，三剂妙。此方用熟地于补水之中则火起，而不愁炎烧之祸，自然煮汤可饮，煮米可食，断不致焦釜沸干，或

虞爆碎也。

疝　气

此症方用去铃丸。

去铃丸

【药物组成】生姜 一斤

【用法用量】将姜汁入茴香内浸一宿，入青盐二两，和匀，同炒研为米，酒糊为丸，每服三十丸，温酒或米饮送下。

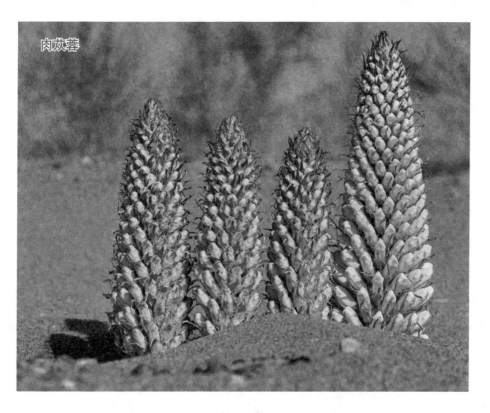

肉苁蓉

男科下卷

肾子痛

肾子大痛，方用：

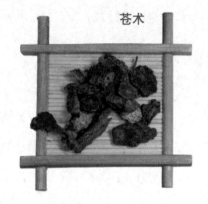

苍术

【药物组成】泽泻 一钱　陈皮 一钱　赤茯苓 一钱　丹皮 五分　小茴香 五分　枳壳 五分　苍术 五分　山楂 四分　苏梗 四分

【用法用量】姜、水煎服。

又方：

酒炒大茴香、酒炒小茴香、赤石脂煅、广木香各等分，研末和匀，乌梅肉捣烂为丸，如梧子大，空心每服十五丸，葱、酒汤送下，立效。

偏　坠

此症方用：

【药物组成】 小茴香、猪苓各等分

【用法用量】 上药微炒为末，空心盐水冲服（原缺分量）。

又热盐熨，甚神效。

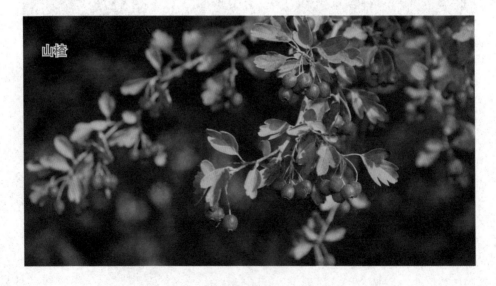

山楂

杂 方

统 治 诸 疮

方用：

【药物组成】天花粉 五钱　生甘草 二两　金银花 四两　蒲公英 二两　当归 二两

【用法用量】水煎服。

【方解】二剂痊愈。此方消毒，大有奇功，诸痛诸疽，不论部位，皆治之。金银花能内消疮毒，然非多用，则力轻难以成功。生甘草一味，已足解毒，况又用之于金银花内，益足以散邪而益正；蒲公英阳明经药也，且能散结逐邪；天花粉消痰圣药；当归活血，是其专功，今血活而痛自愈。此方之所以奇而肆也。

疮 毒

治小疮毒如神，方用：

【药物组成】金银花 一两　当归 一两　蒲公英 一两　荆芥 一钱　连翘 一钱　甘草 三钱

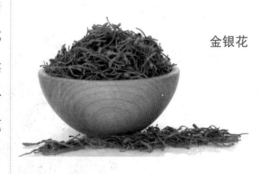

金银花

【用法用量】水煎服。

【方解】一剂轻，二剂消，三剂愈。此明治之妙法，人亦宜知之，不可忽也。头上疮最不可用升药，切忌切忌！下病宜升，而上病不宜升也。头上疮最宜用降火之药。

男科下卷

247

头面上疮

治头面上疮，方用：

【药物组成】金银花 二两　当归 一两　川芎 五钱　桔梗 三钱　蒲公英 三钱　黄芩 一钱　甘草 五钱

【用法用量】水煎服。

【方解】二剂全消。治头面上疮，不可用升提之药，最宜用降火之药，切记之。

黄水疮

凡毒水流入何处，即生大水泡疮，名为黄水疮，手少动之即破，此热毒郁于皮毛也，当以汤洗之即愈。

方用：

【药物组成】雄黄 五钱　防风

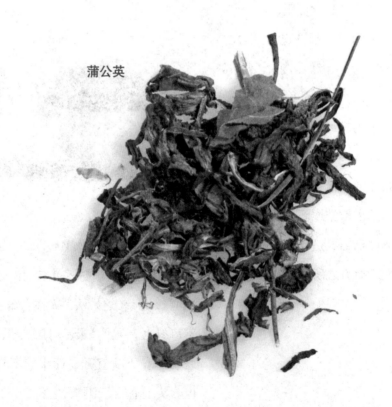

蒲公英

五钱

【用法用量】水煎服。

【方解】二味用水十碗，煎数沸，去滓取汁，洗疮上即愈。

身上手足疮疽

身上手足之疮疽，方用：

【药物组成】金银花 三钱　当归 一两　蒲公英 三钱　天花粉 五钱　甘草 三钱　芙蓉叶 七片，如无叶，用根三钱

【用法用量】水煎服。

腿上湿疮

治腿上湿疮方：

【药物组成】榆条 一两　椿条

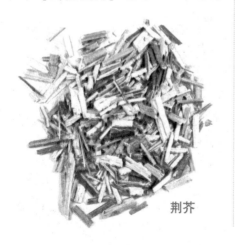

荆芥

一两　桑条 一两　槐条 一两　荆芥 一两　当归 一两　葱胡 一撮　蒜瓣 一撮　川椒 一撮

【用法用量】水十碗，煎五碗洗。洗后，敷以银杏散。

银杏散

【药物组成】银朱 一两　杏仁 五钱　京粉 五钱

【用法用量】研细末。

疥疮

皮毛治法者，感轻之症，病未深入营卫，从皮毛上治之也。如疥疮、黄水疮、痱疮，此等之症，不必用汤药。

方用：

【药物组成】大枫子 三钱　人言 一钱　核桃仁 三钱　水银 一钱

【用法用量】研为细末，捣为六丸，晚间于心窝上，用一丸以手旋转之，一夜一丸。病轻者用三四丸即愈，病重者再配一料可愈。

男科下卷

249

阴虚双蛾

阴虚双蛾，方用：

【药物组成】附子 一钱

【用法用量】盐水炒，每用一片，含口中，后以六味地黄汤，大剂饮之。

外治法

引火下行，用附子一个为末，醋调，贴涌泉穴。或吴茱萸一两、白面五钱，水调，贴涌泉穴。急针刺少商穴，则咽喉有一线之路矣。

涌泉穴

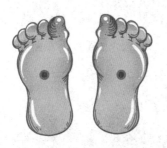

洗眼仙方

【药物组成】防风 五分　硼砂一厘　胆矾 二厘半

【用法用量】同煎水洗之立愈。

洗眼奇方

方出《道藏》，不论瞖目、犯土、云雾、风眼、火眼、昏花，久洗自明。

方用：

【药物组成】皮硝 六钱　桑白皮 一两

【用法用量】水煎。每遇日期，热洗数十次。正月初五、二月初二、三月初三、四月初九、五月初五、六月初四、七月初三、八月初十、九月十二、十月十二、十一月初四、十二月初四。以上吉星日子，乃通光明也。其方千金不易，屡用屡效。

明目补肾方

方出《道藏》，不论瞖目、犯土、云雾、风眼、火眼、昏花，久洗自明。

方用：

【药物组成】小红枣 十二枚，冷水

洗净，去核　甘枸杞 三钱　马料豆 四钱

【用法用量】水二碗，煎一碗，早晨空心连汤共食之。

饮砒毒

用生甘草三两（水煎汤），加羊血半碗，和匀饮之，立吐而愈。若饮之不吐，速用：

【药物组成】大黄 二两　甘草 五钱　白矾 一两　当归 三两

【用法用量】水煎汤数碗饮之，立时大吐即生。

破伤风

破伤风，方用：

蝉蜕去净头足，为末五钱，用好酒一碗，煎滚，入末调匀，服之立效。

喉闭

治喉闭方：

用梧桐子一二十粒，研细，少加醋，服下痰去自愈。

疯狗咬伤

方用：

手指甲焙黄为末，黄酒冲服，发汗即愈。忌房事百日。

时行瘟病

急治时行瘟病，方用：

【药物组成】藿香 二钱　紫苏 钱半　苍术 钱半　赤茯苓 三钱　白芷 一钱　陈皮 钱半　姜川朴 一钱　姜半夏 钱半　碎乌梅 四个　槟榔 一钱　桔梗 一钱　（引）加生姜 三片

【用法用量】大枣三枚，水三杯，煎一杯，温服。

人马平安散

【药物组成】明雄黄 一钱　朱砂 一钱　冰片 一分三厘　麝香 一分五厘

【用法用量】共为细末，瓷瓶收贮。治男女大小心口膨闷、水泻痢疾、心腹痛疼等症。用骨簪，男点左眼，女点右眼，点之即愈。兼治牛马

男科下卷

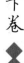

251

猪羊等畜。

朱砂

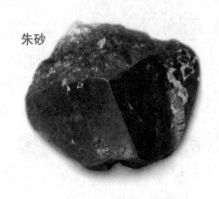

覆盆子

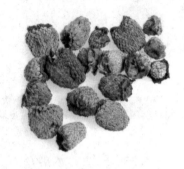

五子衍宗丸

男服此药，添精补髓，疏利肾气，不问下焦虚实寒热，服之自能和平；旧称古今第一种子方。有能世世服此药，子孙繁衍。

【药物组成】枸杞子 八两　菟丝子 八两　车前子 二两　五味子 二两　覆盆子 四两

【用法用量】上药俱选地道精新者，焙晒干，共为细末，炼蜜为丸，梧桐子大，每空心服九十丸，上床时服五十丸，白汤或盐汤送下；冬月用温酒送下。

百子附归丸

女服此药，调经养血，安胎顺气。不问胎前产后，经事参差，有余不足诸症，悉皆治之，殊益胎嗣。此本太仆吏鲍璧，台州人，其妻三十年不育，忽经事不至者十月，腹臌大无病，皆谓妊娠，一日忽产恶物盈桶，视之皆败痰积血。后服此方，不期年生一子。张云：彼尝以此二方（即上方及此方）与人，服无不应者。

【药物组成】阿胶 二两　蕲艾 二两　当归 二两　川芎 二两　白芍 二两　熟地 二两　香附 二两

【用法用量】杵成米粒样，水、醋各浸一宿，晒，焙干为十二两，研为细末。用大陈石榴一枚，连皮捣碎，东流水（即河水），三升熬，去滓，面糊为丸，梧子大，每服百丸，空心陈醋点汤下。

手 汗

人有手汗出者，洗法用：

【药物组成】 黄芪 一两　葛根 一两　荆芥 三钱　防风 三钱

【用法用量】 水煎汤一盆，热熏而温洗，三次即无汗，神方也。

疟 疾

疟疾方用**遇仙丹**。

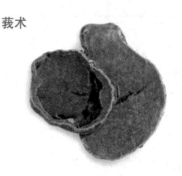 遇仙丹

【药物组成】 生大黄 六两　槟榔 三两　三棱 三两　莪术 三两　黑丑 三两　白丑 三两　木香 二两　甘草 一两

莪术

【用法用量】 共为细末，水丸，樱桃大。如遇发日，清晨温水化下三四丸，药行后以温米饭补之。忌腥冷、荞面等物。孕妇勿服。

男科下卷

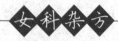

女科杂方

先生本有《女科》传世，此数条《女科》未载，故存之。为保持《方论》《男科》原貌，故应保留之。

白　带

产前无带也，有则难产之兆。即幸而顺生，产后必有血晕之事，方用：黑豆三合，水三碗，煎汤二碗，入白果十个，红枣十个，再煎一碗，入：

【药物组成】熟地 一两　山茱萸 四钱　山药 四钱　丹皮二钱　茯苓 三钱　泽泻 二钱　薏苡仁 四钱

【用法用量】再加水二碗煎服。一剂止，二剂永不白矣。亦通治妇人白带无不神效。

血　崩

大便不通，亦多实症，上方乃治虚症之方耳。此方治实症，实有

奇效。

【药物组成】归身 一钱　生地 钱 二分　蒲黄 三分　地榆 三分　丹皮 五分　木通 五分　焦白术 一钱　橘红 七分　香附 五分　三七根 五分　生姜 三片　黄酒 一樽　水 一樽

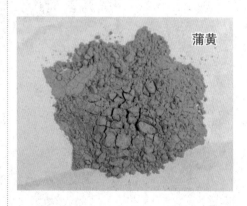

蒲黄

【用法用量】煎九分，空心服。

子　悬

此乃胎热，子身不安，欲立起

254

于胞中，故若悬起之象。若作气盛治之，立死矣。

方用：

【药物组成】人参 二钱　白术 五钱　茯苓 二钱　黄芩 三钱　白芍 五钱　当归 二钱　熟地 一两　生地 二钱　杜仲 一钱

【用法用量】水煎服。

【方解】此皆利腰脐之圣药，少加黄芩，则胎寒而自定矣。

胎漏、胎动

此两证俱气血不足之故，方用：

【药物组成】人参 二钱　白术 五钱　茯苓 一钱　甘草 一钱　熟地 五钱　山茱萸 二钱　山药 二钱　当归 一钱　杜仲 一钱　枸杞子 一钱　麦冬 二钱　五味子 五分

【用法用量】水煎服。

【方解】此方不寒不热，安胎之圣药也。胎动为热，不动为寒。

产门疮

方用：

【药物组成】炒黄柏 三钱　蚯蚓粪 三钱　白薇 三钱　乳香 三钱　铅粉 三钱　潮脑 三钱　轻粉 五分　冰片 五分　儿茶 二钱　麝香 三分

白薇

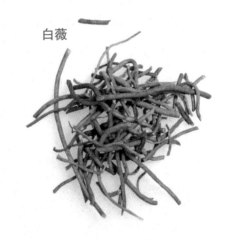

【用法用量】共为细末调匀擦疮，此方通治诸疮亦可，治产门疮最效。

产门痛痒

产门非痛即痒，下方可以兼治：

男科下卷

妇科圣手傅青主 奇方妙治

【药物组成】当归 一两　白芍 五钱　柴胡 一钱　茯苓 五钱　栀子 三钱　楝树根 五分

【用法用量】水煎服。

横生倒养

气血之亏也，气血既亏，子亦无力，不能转身而出，遂先出手足，必以针刺之，痛而缩入，急用：

【药物组成】人参 一两　当归 三两　川芎 二两　红花 三钱

【用法用量】煎汤灌之。

产后治法

产后以补气血为主，方用：

【药物组成】人参 三钱　当归 一两　川芎 五钱　黑荆芥 一钱　益母草 一钱

【用法用量】水煎服。

【方解】有风，加柴胡五分；有寒，加肉桂五分；血不净，加山楂十粒；血晕，加炮姜五分；衄血，加麦冬二钱；夜热，加地骨皮五分；有食，加谷芽、山楂；有痰，少加白芥子。余不必胡加。

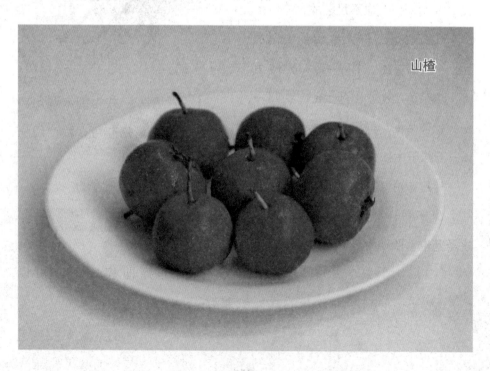

山楂

256

产妇气喘腹痛

此症少阴受其寒邪，而在内之真阳，必逼越于上焦，上假热而下真寒也，方用**平喘祛寒汤**。

平喘祛寒汤

【药物组成】 人参 三钱　麦冬 三钱　白术 五钱　肉桂 二钱　吴茱萸 一钱

【用法用量】水煎服。

【方解】 一剂喘定，二剂痛止，必微凉顿服。

产后大喘大汗

此乃邪入于阳明，寒变为热，故大喘大汗。平人得此病，当用白虎汤，而产妇气血大虚，何可乎? 方用补虚降火汤。

补虚降火汤

【药物组成】 麦冬 一两　人参 五钱　元参 五钱　桑叶 十四片　苏子 五分

【用法用量】水煎服。

【方解】 此方以麦冬、人参补

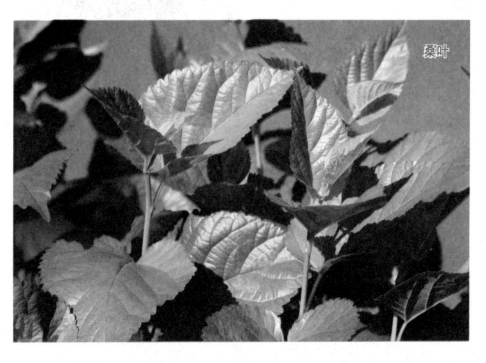

桑叶

男科下卷

气，元参降火，桑叶止汗，苏子定喘，助正而不攻邪，邪退而不损正，实有奇功也。

产妇呕吐下痢

此肾水泛溢，因肾水之衰也。急用补阳之药入于补阴之中，引火归源，水自下行矣。

方用：

【药物组成】熟地 一两　山茱萸 五钱　人参 五钱　白术 一两　茯苓 一两　车前子 一钱　附子 一钱　肉桂 三分

【用法用量】水煎服。

【方解】此方以麦冬、人参补气，元参降火，桑叶止汗，苏子定喘，助正而不攻邪，邪退而不损正，实有奇功也。

产后亡阳发狂

大抵亡阳之证，用药汗止，便有生机，宜先止汗，而后定狂，方用收汗汤。

收汗汤

【药物组成】人参 三两　桑叶 三十片　麦冬 二两　元参 一两　青蒿 五钱

【用法用量】水煎服。

【方解】一剂汗止，二剂狂定。后改用人参，麦冬、五味子、当归、川芎调理。此方可救亡阳之急症，一时权宜之计，二剂后，必须改用他方。

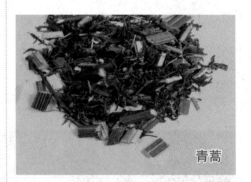

青蒿

乳　痛

治乳痛，方用：

【药物组成】生半夏 一个研末　葱白 一寸，捣为泥

【用法用量】用绢包之，左乳痛，塞入右鼻孔内；右乳痛，塞入左鼻孔内。

附益丸

妇人常服却病方:

香附一斤童便浸透，水洗净，露一宿，晒干，再如此三次，用益母草十二两烘干，共为细末。再用香附四两，艾叶一两，煮汁，加醋大半，糊丸梧子大，每日服百丸，空心下。

此方能治妇人百病，生育之功如神。胎前产后俱服，神妙无比，而功效倍常，仙方也。

男科下卷

小儿色

以鼻之上，眼之间辨之。色红者，心热也。红筋横、直现于山根者，皆心热也。色紫者，心热之甚，而肺亦热也。色青者，肝有风也。青筋横现、直现者，皆肝热也。直者风上行，横者风下行也。色黑者，风甚而肺中有寒。色白者，肺中有痰。色黄者，脾胃虚而作泻。现其色，而病可知矣。

小儿脉

大人看脉于寸、关、尺，小儿不然，但看其数不数而已。数甚则热，不甚则寒也。数之中浮者，风也。沉者，寒也。缓者，湿也。涩者，邪也。滑者，痰也。有止歇者，痛也。如此而已，余不必谈。

三 关

小儿虎口风、气、命三关，紫属热，红属寒，青属惊风，白属疳。风关为轻，气关为重，若至命关，则难治矣。

小儿气色

山根之上，有青筋直现者，乃肝热也。

方用：

【药物组成】柴胡 三分　白芍 一钱　当归 五分　半夏 三分　白术 五分　茯苓 一钱　山楂 三粒　甘草 一分

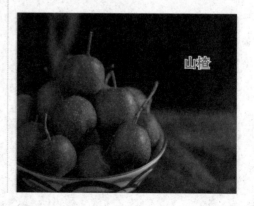

山楂

【用法用量】水煎服。

【方解】有青筋横现者,亦肝热也。但直者风上行,横者风下行,亦用前方,加柴胡五分,麦芽一钱,干姜一分,水煎服。有红筋直现者,心热也,亦用前方,加黄连一分,麦芽五分,去半夏加桑白皮、天花粉各二分,水煎服。有红筋斜现者,心热也,亦用前方,加黄连二分。热积于胸中者,不可用半夏,用桑白皮、花粉可也。

又有黄筋现于山根者,不论横直,总是脾胃之症,或吐泻,或腹痛,或不思食,方用:

【药物组成】白术 五分　茯苓 五分　陈皮 三分　人参 二分　神曲 一分　甘草 一分　麦芽 二分　淡竹叶 七片

【用法用量】水煎服。

【方解】有痰者,加半夏一分,白芥子三分。如口渴有热者,加麦冬三分,黄芩一分。有寒者,加干姜一分。吐者,加白豆蔻一粒。泻者,加猪苓五分。腹痛而按之大叫者,食也,加大黄三分,枳实一分。按之不号叫者,寒也,加干姜三分。如身发热者,不可用此方。

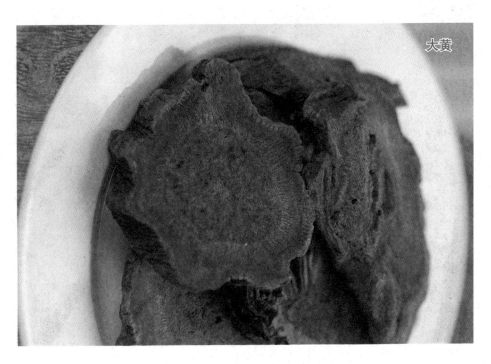

大黄

男科下卷

妇科圣手傅青主 奇方妙治

发 热

不拘早晚发热，俱用**万全汤**，神效。

🌿 万全汤

【药物组成】柴胡 三分　白芍 一钱　当归 五分　白术 三分　茯苓 二分　甘草 一分　山楂 三粒　黄芩 三分　苏叶 一分　麦冬 一钱　神曲 三分

【用法用量】水煎服。

【方解】冬加麻黄一分，夏加石膏三分，春加青蒿三分，秋加桔梗三分。有食加枳壳三分，有痰加白芥子三分，吐者加白豆蔻一粒，泻者加猪苓一钱。小儿诸症，不过如此，不可作惊风治之。如其有惊风，加人参五分，其效如神。

又方：

凡潮热、积热、疟热，乃脾积寒热，俱当用**姜梨引**。

🌿 姜梨引

【药物组成】柴胡、人参、黄芩、前胡、秦艽、甘草 各一分　青蒿 童便浸，晒干，一分　生地 一寸　薄荷 二

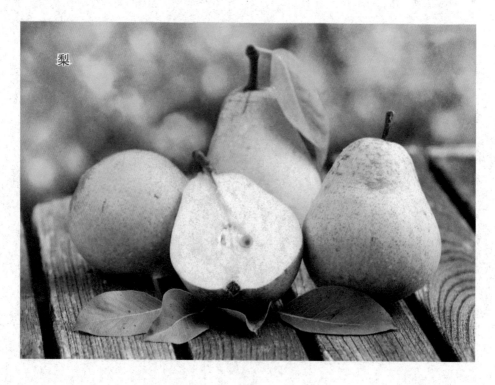

梨

262

叶　生梨或生藕 一片

　　【用法用量】水煎热，甚效。

感冒风寒

　　不拘早晚发热，俱用**万全汤**，神效。

万全汤

　　【药物组成】柴胡 五分　白术 一钱　茯苓 三分　陈皮 二分　当归 八分　白芍 一钱　半夏 三分　炙甘草 三分

　　【用法用量】水煎热服。

痢　疾

　　方用：

　　【药物组成】当归 一钱　黄连 二分　白芍 一钱　枳壳 五分　槟榔 五分

甘草 三分

　　【用法用量】水煎热服。

　　【方解】红痢倍黄连，白痢加泽泻三分，腹痛倍甘草、白芍，小便赤加木通三分，下如豆汁加白术一钱，伤食加山楂、麦芽各三分，气虚加人参三分。

疟　疾

　　方用：

　　【药物组成】柴胡 六分　白术一钱　茯苓 一钱　当归 一钱　白芍 钱半　半夏 五分　青皮 五分　厚朴 五分

　　【用法用量】水煎露一宿，再温与服。热多者，加人参、黄芪各五分；寒多者，加干姜三分；痰多者，加白芥子一钱；夜发烧者，加何首

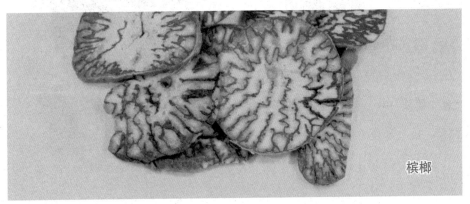

槟榔

乌、熟地各二钱；日发热者，不用加；腹痛者，加槟榔三分。

咳　嗽

方用：

【药物组成】苏叶 五分　桔梗 一钱　甘草 一钱

【用法用量】水煎热服，有痰加白芥子八分。

惊　风

世人动曰惊风，谁知小儿惊则有之，而风则无。小儿纯阳之体，不当有风，而状若有风者，盖小儿阳旺则内热，内热则生风，是非外来之风，乃内出之风也。内风作外风治，是速之死也。方用清火散风汤。

清火散风汤

【药物组成】白术 三分　茯苓 二钱　陈皮 一分　栀子 三分　甘草 一分　白芍 一钱　半夏 一分　柴胡 五分

【用法用量】水煎服。

【方解】此方健脾、平肝之圣药，肝平则火散，健脾则风止，断不可以风药表散之也。

又方：

惊风皆由于气虚，宜用压风汤。

压风汤

【药物组成】人参 五分　白术 五分　甘草 三分　茯神 一钱　半夏 三分　陈皮 一分　神曲 五分　砂仁 一粒　丹砂 三分

【用法用量】水煎服。治慢惊风加黄芪。

又方：

治惊风抽搐经验方。

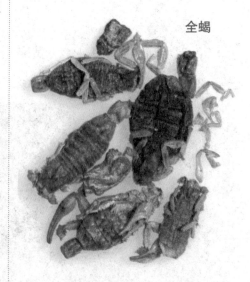

全蝎

【药物组成】 全蝎 一个　黄连 一钱　朱砂 一钱　生姜 少许

【用法用量】 共研细末，调匀，喂小儿口内，任其自咽，其效如神。

急惊风

三六九日一切风俱治方：

【药物组成】 胆南星、雄黄、朱砂、人参、茯苓、天竺黄、钩藤、牛黄、麝香、郁金、柴胡、青皮、甘草 各适量

【用法用量】 上药为细末，炼蜜丸，如绿豆大，真金一张为衣，阴干，勿泄气，薄荷汤磨服。

疳症

此症脾热而因乎心热也，遂至同致口中流涎。若不平其心火，则脾更旺，湿热上蒸，而口涎不能止也。

方用：

【药物组成】 芦荟 一钱　黄连 三分　薄荷 三分　茯苓 二钱　桑白皮 一钱　半夏 五分　甘草 一分

【用法用量】 水煎服。

【方解】 此心脾两清之圣药也。引热下行，而疳自去矣。

疳症流水口烂

小儿口疳，流水口烂方：

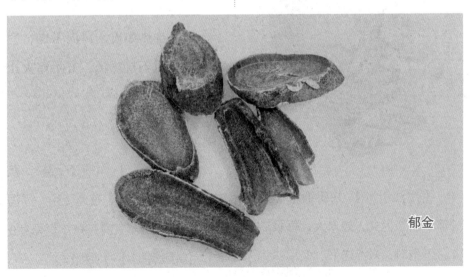

郁金

男科下卷

【药物组成】 黄柏 二钱　人参 一钱

【用法用量】 共为细末，敷口内，一日三次，三次即愈。

【方解】 此方用黄柏去火，人参健脾，大人用之，亦最效。

疳症泻痢眼障神效方

【药物组成】 石决明 醋，一两　芦荟 五钱　甘草 三钱　川芎 五钱　白蒺藜 五钱　菊花 四钱　胡黄连 五钱　五灵脂 五钱　细辛 五钱　谷精草 五钱

石决明

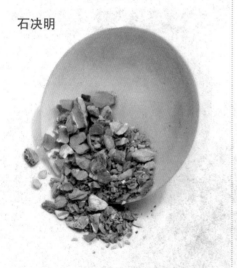

【用法用量】 共研细末，猪苓去筋，捣烂为丸，如米大，每服二十丸，不拘时，米汤送下。

吐

此证虽胃之弱，亦脾气之虚。小儿恣意饱食，不能消化，久之上冲于胃口而吐也。方用止吐速效方。

止吐速效方

【药物组成】 人参 一钱　砂仁 一粒　白术 一钱　茯苓 二钱　陈皮 二分　半夏 一分　干姜 一分　麦芽 五分　山楂 三粒

【用法用量】 水煎服。夏加黄连、冬加干姜各三分，无不愈。此六君子变方。

泄　泻

小儿身热如火，口渴舌燥，喜冷冻饮料而不喜热汤，方用泻火止泄汤。

泻火止泄汤

【药物组成】 车前子 二钱　茯苓 一钱　白芍 一钱　黄连 三分　泽泻 五分　猪苓 三分　麦芽 一钱　枳壳 二分

【用法用量】 水煎服。

寒　泻

此证必腹而喜手按摩，口不渴而舌滑，喜热饮而不喜冷，用**散寒止泻汤**。

散寒止泻汤

【药物组成】人参 一钱　白术 一钱　茯苓 二钱　肉桂 二分　甘草 一分　干姜 二分　砂仁 一粒　神曲 五分

【用法用量】水煎服。

不食乳

不食乳，心热也，葱煎乳汁，令小儿服之亦妙，不若用黄连三分，煎汤一分，灌小儿数匙，即食乳矣，神效。

脐汁不干

治脐汁不干方：

用车前子炒焦，研为细末，敷之即干。

肚脐突出

小儿肚脐突出半寸许，此气旺不收也。若不急按之，往往变为弓角反张。

方用：

【药物组成】茯苓 一钱　车前子 一钱　甘草 三分　陈皮 三分　通草 三分，无通草用灯心一摄

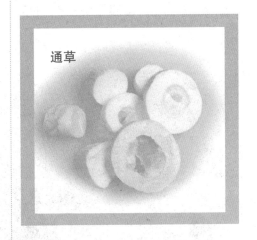

通草

【用法用量】煎汤饮之，一剂即愈。

男科下卷

便 虫

小儿便虫方：

【药物组成】 榧子 五个，去壳 甘草 三分

【用法用量】 为末，米饭为丸，服二次，则虫化为水矣。

又虫积方：

【药物组成】 使君子 十个，去壳炒 槟榔、甘草 各一钱 榧子 十个，去壳

【用法用量】 共为末，米饭为丸，梧桐子大，每服十丸。二日虫出，五日即愈。

治寸白虫方

小儿便虫方：

【药物组成】 百部根 五钱 槟榔 五钱

【用法用量】 水煎服，一剂虫全下。

又方：

飞罗白面制半夏，生白矾各三钱，共为细末，水滴成丸，分三日服，开水服，虫化为水。大人照方十倍合眼。

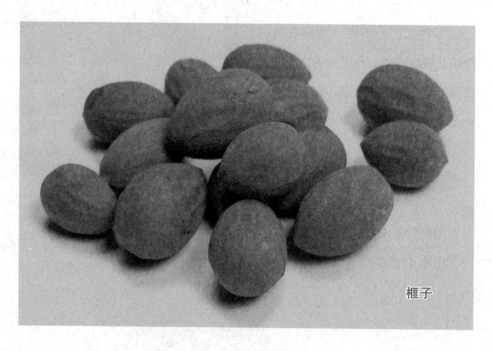

榧子

火 丹

治火丹神方：

【药物组成】 丝瓜子 一两　柴胡 一钱　元参 一两　升麻 一钱　当归 五钱

【用法用量】 水煎服。

又方：

【药物组成】 升麻 三钱　元参 一两　干葛 三两　青蒿 三钱　黄芪 三钱

【用法用量】 水煎服。

【方解】 此证乃胃火与肝经之火，共腾而外越，不为丹毒，即发疹也。方中用青蒿甚炒，肝、脾两经之火俱平；又佐以群药重剂，而火安有不灭者乎？

胎 毒

小儿洗胎毒方：

【药物组成】 荆芥 五钱　蒲公英 五钱　甘草 五钱　槐条 二十寸　葱须 一撮　花椒 三钱　艾叶 一钱

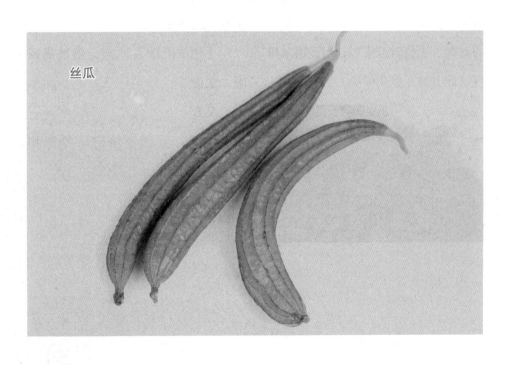

丝瓜

男科下卷

【用法用量】水一砂锅，煎洗。

胎毒肥疮方：

【药物组成】花椒 三钱　白芷 三钱　黄柏 三钱　铅粉 三钱　枯矾 三钱

【用法用量】共为细末，麻油调敷，甚效。

口 疮

小儿红白口疮外治方：

【药物组成】蕊仁 五分,去油　朱砂 五分　冰片 一分

【用法用量】共为末，熟枣三枚去核，和一处，摊乌青布上，贴脚心对时。去药时若干者，用无根水排药。此方效，愈儿多矣。

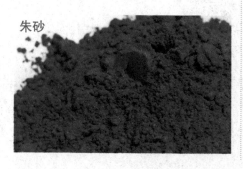

朱砂

又方：

【药物组成】乌子（即五倍子）一钱　冰片 少许

【用法用量】共研细末，吹之，速效。

又方：

人中白，研细末，吹之，神效。

夜 啼

小儿夜啼不止，状如鬼祟方：

【药物组成】蝉蜕 后半,四个为末　朱砂 二分,水区　薄荷 四分

【用法用量】水煎，酒数滴调服，立止。

又方：

乌子、五倍子焙研，唾津和饼，填脐内，立止，甚效。

尿　血

周岁小儿尿血方：

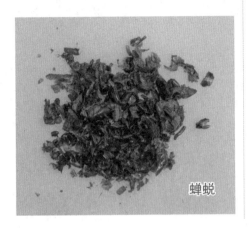

蝉蜕

【药物组成】 大甘草 一两二钱

【用法用量】 水六碗煎二碗，服完即愈。

寒 积 食 积

治腹痛寒积食积方：

【药物组成】 生姜 一两　　柿蒂七个　　砂仁 五粒　　山楂 五钱　　干萝卜一个　　红糖 一两　　大枣 二枚

【用法用量】 水煎服，两次服。

男科下卷

271